ナースビギンズ

一人前をめざす
ナースのための
明日から使える
看護手技

安心・安全
自信が
もてる

輸液管理

［編著］
雀地洋平
KKR札幌医療センター
集中ケア認定看護師
ICU看護師長

南江堂

執筆者一覧

編著

雀地（すずめち） 洋平（ようへい）　KKR札幌医療センター 集中ケア認定看護師 ICU看護師長

執筆（50音順）

雀地（すずめち） 洋平（ようへい）　KKR札幌医療センター 集中ケア認定看護師 ICU看護師長

渡部（わたべ） 亮（あきら）　KKR札幌医療センター 麻酔科医長

序　文

まずは，多くの輸液に関する書籍の中，本書を選択いただきありがとうございます．

本書の表題になっている“輸液管理”ですが，ナースビギンズシリーズのすべてに共通する，【一人前をめざすナースのための明日から使える看護手技】というテーマに基づいて内容を熟考しました．その際には，自分の経験だけではなく，ヒヤリハット報告の内容，一人前になりたてのスタッフの意見も参考にしました．それは，おもに新人のナースに，よりリアルに，すぐに役立つかたちで臨床で活用してもらいたいと思ったからです．

輸液管理は，病院での治療だけではなく，クリニック，在宅医療などでも実施されます．また病院内においても，一般病棟だけではなく，外来，手術室，透析室，ICUなどのユニットの違いや，急性期，慢性期，終末期など分野の違いに関係なく実施されます．ということは，私たち看護師が，必ず身に付ける必要のある手技ということになります．そしてこの手技は，バイタルサイン測定や清拭などの生活援助と同様に，毎日の業務の中でも実施する頻度が多いものです．そのため，比較的早い段階で習得する必要があります．

では何から学ぶ必要があるのでしょうか．ただ単に医師から指示された内容だけを，またお決まりの手順だけを見よう見まねで実施するのであればそれほど時間はかからないと思います．ですが，そのような方法では，根本を理解していないぶん応用もきかず，結果的に大きな事故につながってしまうことがあります．投与する輸液がどのような効果や副作用があるか，またそれはなぜか．使用する医材が適切かどうか，なぜ適切といえるか．投与する手順や医材の使用方法が正しいかどうか，またなぜ正しいか．これらを理解しているかどうかでは，安全性は大きく違ってきますし，自信をもって輸液管理を実施することができます．

また患者さんに何か質問されたことを想像してみて下さい．例えば，「この点滴はどんな効果がありますか？」「この装置（輸液ポンプなど）は，何か注意することがありますか？」などです．この場面でしっかり説明ができないようであれば，輸液を実施される患者さんは不安になり治療を受けられません．患者さんが安心して治療を受けられるためには，輸液の種類や基本的な効果，使用する医材や医療機器の正しい使用方法や管理方法を学ぶ必要があります．その結果，“自信をもって”“安全”に実施することができ，患者さんの“安心”につながると私は思います．

学びを深め安全に実施できるように努めても，問題が発生する場合があります．それは，様々な要因から，何らかのエラーが発生することがあるからです．その際には，早急に対応し患者さんへの影響を最小限に止める必要があります．

私は20数年臨床現場にいるので，新人や若手看護師が実際に経験したエラーも数多く見てきました．“こんなことが発生するかも”とあらかじめ予想することができれば，より注意しようと思いますし，万が一の対処方法も確認して対応できるように準備できるようになると思います．そのような経験にもとづく“よくあるエラー”も紹介しますので，皆さんはこれらの情報も事前に把握しておくことでより安全に輸液を実施できると思います．

以上の内容を，本書を通して少しでもお伝えできればと思っております．皆さんの施設でも，輸液に関する手順書やヒヤリハット報告などあると思います．それらと一緒に活用していただき，臨床実践の一助になれば幸いです．

最後に，本書の刊行にあたって企画案の検討や長時間の撮影にご尽力いただいた，鈴木健太郎氏，鶴ヶ崎礼美氏，長野詩織氏，南江堂の皆様に心より感謝致します．

2021年4月

雀地 洋平

安心・安全 自信がもてる 輸液管理

CONTENTS

第2章 看護師は何をする？

雀地　洋平

第3章 輸液の実際

第1章

輸液はなんのため？

輸液の3つの目的

正しい輸液のしかたを学ぶまえに，そもそも何のために輸液を行うのか，おさえておきましょう．

輸液の目的は主に3つあります．

① 水分・電解質を正常化する
② 栄養状態を改善する
③ 薬剤を投与する

それぞれの意味について順にみていきましょう！

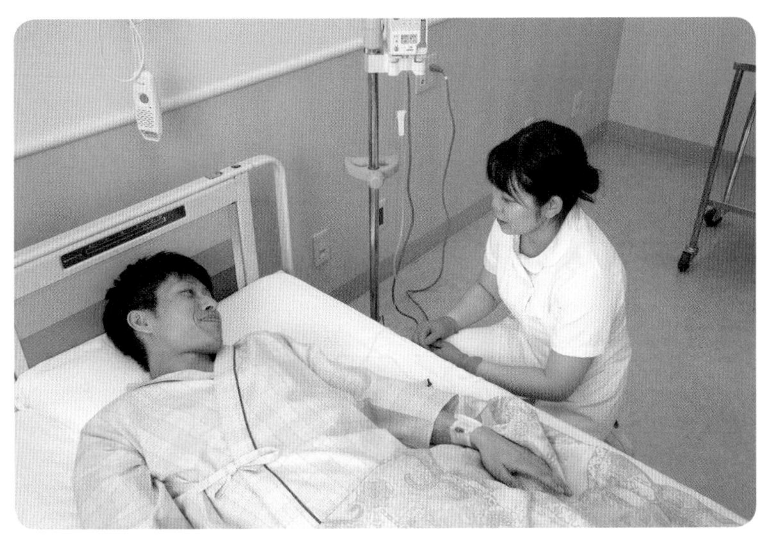

A　目的1　水分・電解質を正常化する

- 正常な水分と電解質のバランスは，人間の健康状態の維持に必要不可欠です．
- 飲食の摂取量が減少している場合，尿・便・汗などから失われる水分と電解質を輸液で補充する必要があります．嘔吐・下痢・発熱・出血などで水分と電解質の喪失量が増加している場合にも，輸液で補充する必要があります．
- 疾患によっては水分と電解質に異常を生じることがあります．このような場合にも輸液を行って水分と電解質を補正します．

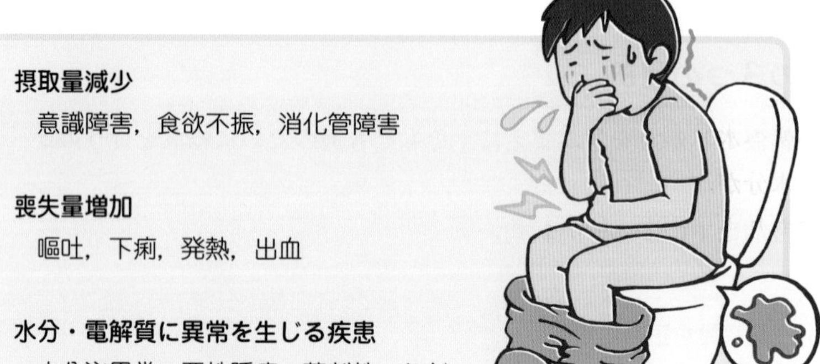

水分・電解質異常の原因

ワンポイント

- **正常な水分と電解質は健康状態の維持に必要不可欠です．**

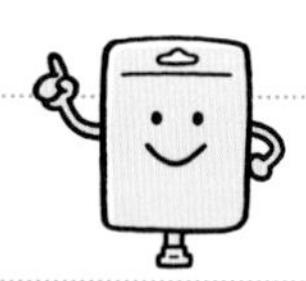

1　水分を正常化する

- 人間は体重のおよそ60％が水分でできています．体内の水分である体液は酸素や栄養分を細胞に届け，老廃物を尿として排泄するほか，体温調節などにおいても重要な役割を果たしています．そのため，体内の水分量が正常であることは大切です．

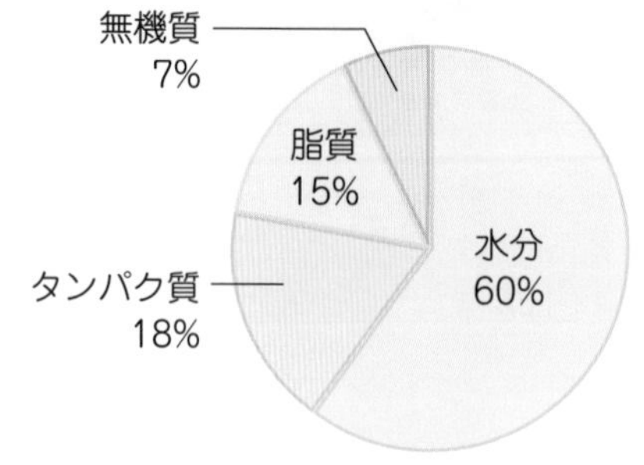

正常な体の組成

● 60%の水分は細胞内に40%，細胞外に20%の割合で細胞膜を介して分布しています．細胞外液の20%は，間質液（細胞間の組織にある水分）15%と血管内の血漿5%に分類されます．

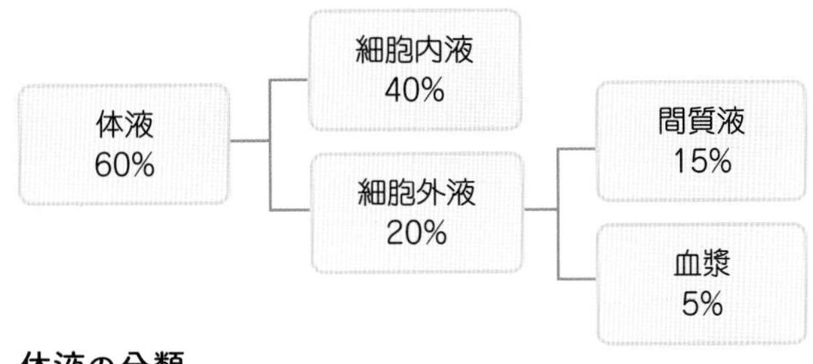

体液の分類

体重の60%が水分，40%が細胞内，20%が細胞外にある

● 細胞内と細胞外には，浸透圧の差に応じた水分の移動があります（浸透圧の低い所から高い所へ水分が移動します）．

● 体内の水分が足りない（脱水）ときに，口以外を経由して水分を補充する方法として輸液がありますが，この場合に浸透圧の原理が活かされます．

Column そもそも浸透圧って何？

• 細胞を覆う細胞膜には半透膜という性質があります．半透膜には水分子が通過でき，電解質や糖などの溶質が通過できない穴が空いています．

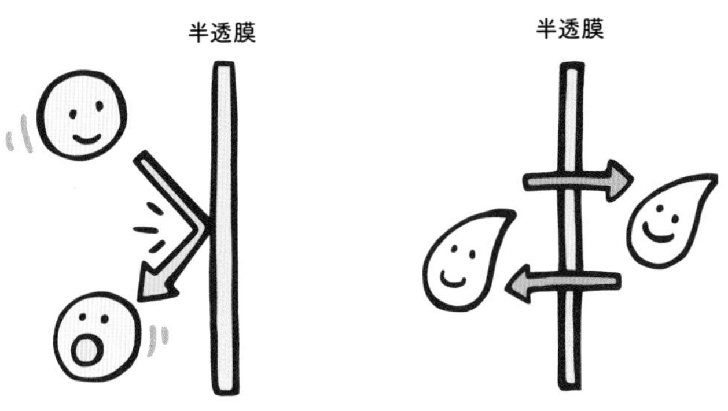

電解質や糖など一定の大きさ以上の分子は，通過できない

水分子は通過できる

• 半透膜をはさんで溶質の濃度が異なる2つの溶液がある場合，溶質の濃度が等しくなるように，濃度が低いほうから高いほうへ水が移動しようとします．このときの圧力を浸透圧といいます．

- 血管内に投与された輸液は，輸液の浸透圧によって，血管内にとどまるものもあれば，血管内から間質を経て細胞内にまで到達するものもあります．
- そのため，脱水の主体が細胞内なのか血管内なのかによって選択する輸液製剤（浸透圧）が異なります．細胞内脱水の場合は細胞内にも分布するように5%ブドウ糖液を投与しますし，血管内脱水の場合は血管内に留まるよう生理食塩水などの細胞外液補充液を投与します．詳しくはまた後ほど（☞12ページ）説明します．

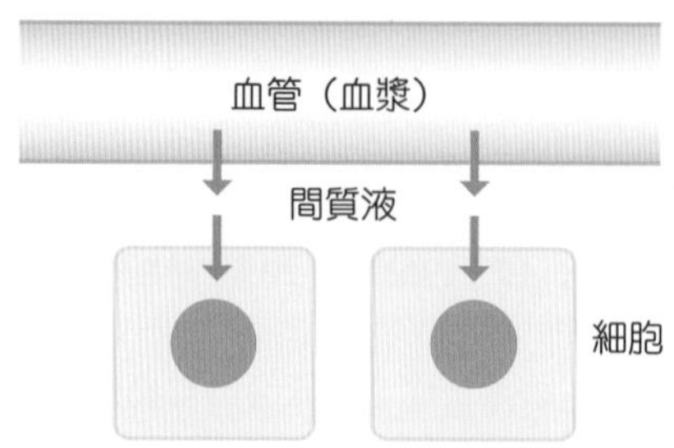

投与された輸液・薬剤の移動

2 電解質を正常化する

- 電解質とは，水などに溶けたときに電気を通す物質のことで，ナトリウム（Na），カリウム（K），カルシウム（Ca），マグネシウム（Mg），リン（P），クロール（Cl）などがあります．
- 電解質は身体機能の維持や調節など，生命活動に必要な役割を果たすために体内に一定の範囲内で保持されていますが，多すぎても少なすぎても細胞や臓器の機能が低下します．そのように電解質のバランスが崩れることを「電解質異常」といいます．
- 輸液を行う上で重要な電解質が，ナトリウム（Na）とカリウム（K）です．この2つをまずおさえておきましょう．

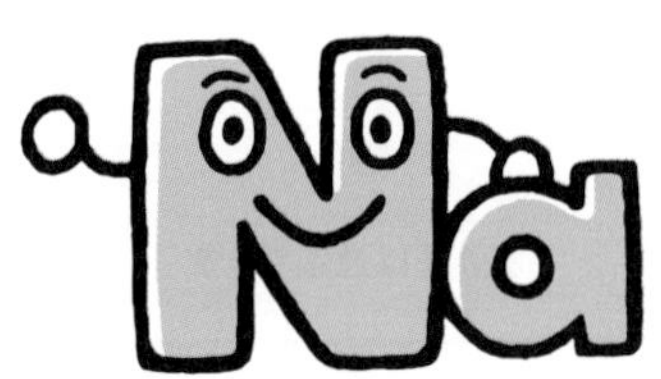

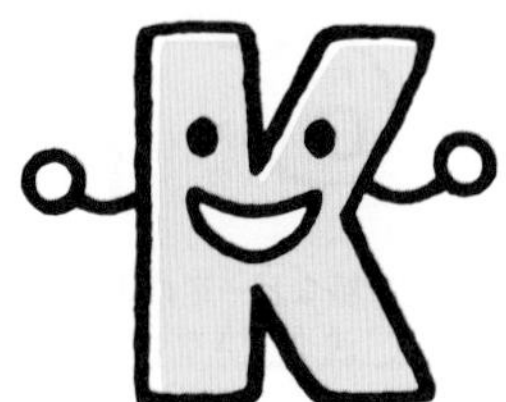

- ナトリウムは細胞内外の体液バランスの維持に最も重要な働きをしています．カリウムは細胞内の主要な電解質で，神経・筋肉・心臓の働きにかかわっています．
- 血中濃度の基準値は，ナトリウム135～145mEq/L，カリウム3.5～4.5mEq/Lです．mEq/Lは電解質の濃度を表す単位で，溶液1Lに含まれる電解質量を表します．mEq（メック，ミリイクイバレント）は物質量（mmol：ミリモル）×イオンの価数で計算されます．

ワンポイント

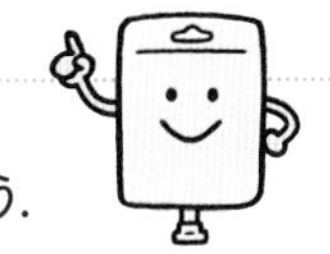

- **ナトリウム140，カリウム4前後が基準値ということは覚えておきましょう．**

ナトリウム

- ナトリウムの役割：ナトリウムは細胞外液量（循環血液量）の調節に最も重要な電解質で，細胞外液の浸透圧はほぼナトリウム濃度によって決まります．そのため，たとえば循環血液量を増加させようとして水のみを投与しても，細胞外液中のナトリウム濃度が低下した結果，細胞外液の浸透圧が低下し，結局その多くは浸透圧によって細胞外液から細胞内液へ流出してしまいます．
- 一方，一定のナトリウム濃度をもった輸液を投与すると浸透圧による流出はなく，輸液は細胞外液にとどまり，循環血液量を増加させます．

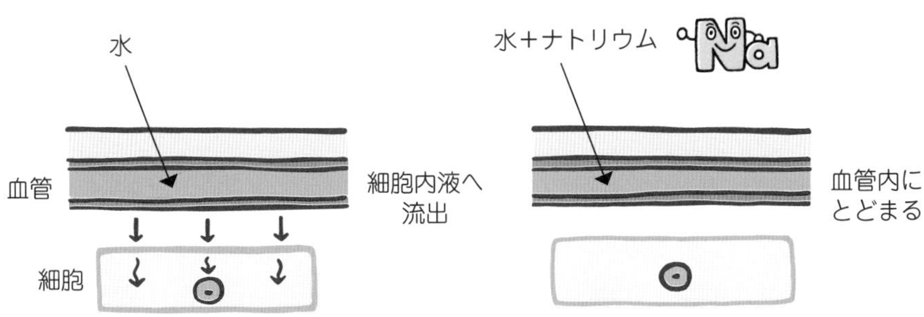

- 低ナトリウム血症（＜135mEq/L）は最もよくみられる電解質異常です．低ナトリウムの補正速度には注意が必要で，急速な補正は浸透圧性脱髄症候群（osmotic demyelination syndrome：ODS）の原因となります．ナトリウム値の上昇が10mEq/L/日以内（ODSのハイリスク患者ではさらにゆっくり）になるように補正します．
- 一方，高ナトリウム血症（＞145mEq/L）の急速な補正は脳浮腫の原因となります．ナトリウム値の低下を10mEq/L/日以内になるように補正します．

●ナトリウム値は体内のナトリウムの絶対量を示すものではなく，水分量とのバランスで決まります．たとえば低ナトリウム血症の場合をみてみましょう．体内のナトリウム量は減少・正常・増加の3通りが考えられますが，いずれの場合も水分量に比してナトリウム量が相対的に少ないときは低ナトリウム血症となります．このことは，それぞれの治療方針が異なるため重要です．

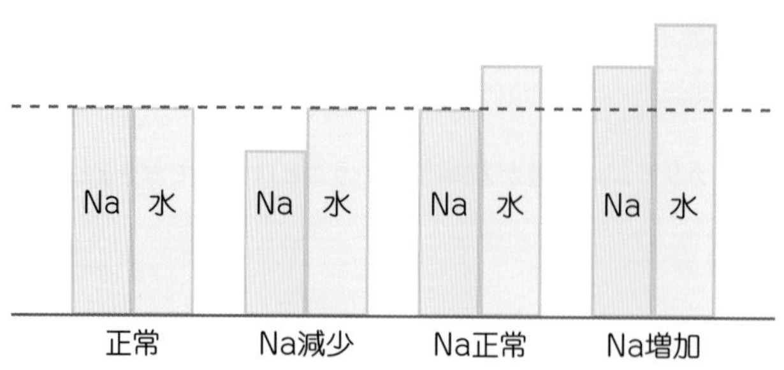

低ナトリウム血症の例

ワンポイント

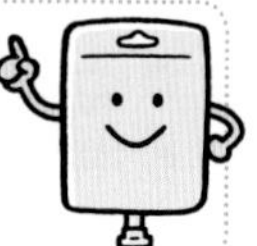

●**ナトリウム値の異常は急速に補正してはいけません．また，血清ナトリウム値は体内のナトリウム量をそのまま反映しているとは限りません．**

カリウム

●カリウムの役割：カリウムは細胞内の主要な電解質で，神経や筋肉の興奮・伝達・収縮などに重要な働きをしています．

●低カリウム血症（＜3.5mEq/L）が軽症の場合はカリウム製剤を内服します．経口摂取ができない場合や脱力・不整脈などが重症な場合は静脈内投与を行います．カリウムの投与速度は20mEq/時が上限です．

●高カリウム血症（＞5.5mEq/L）は心停止の危険もある，最も危険性の高い電解質異常です．薬剤や血液浄化でカリウム値を早急に低下させる必要があります．

ワンポイント

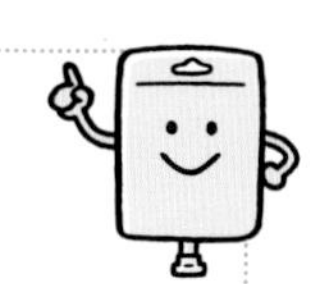

●**低カリウム血症では，カリウムの投与速度が速すぎないように注意します．**

●**高カリウム血症は緊急事態です．**

B 目的2　栄養状態を改善する

1 エネルギー

エネルギー

- 生きていくために必要不可欠なのがエネルギーです．必要なエネルギー量が摂取できていないと，体は筋肉などのタンパク質を分解してエネルギーを作ろうとします．
- 筋肉のタンパク質が分解され筋肉量が減少すると，転倒や骨折，誤嚥の原因となります．また，タンパク質は酵素や免疫系などにおいて非常に重要な栄養素です．タンパク質が減少すると創傷治癒の遅延や免疫低下の原因にもなります．
- したがって，十分なエネルギーを摂取することは患者が病気から回復する上で大変重要です．エネルギーはキロカロリー（kcal）の単位で表されます．

必要エネルギー量

- 1日の必要エネルギー量を算出する方法で代表的なのが，間接熱量計による測定とHarris-Benedict（ハリス・ベネディクト）の公式です．やや正確性には欠けますが，簡易式「体重（kg）× 25～30（kcal）」も便利です．

Harris-Benedictの公式

男性：66.47＋13.75×体重（kg）＋5×身長（cm）－6.76×年齢（年）
女性：655.1＋9.56×体重（kg）＋1.85×身長（cm）－4.68×年齢（年）

1日の必要エネルギー量（kcal）
＝得られた値×活動係数（1.0～1.8）×ストレス係数（1.0～2.0）

- 目標エネルギー量を設定したら，少量から栄養投与を開始して徐々に目標エネルギー量に向けて増量していきます．最初から目標エネルギー量全量を投与すると，高血糖やアシドーシスなどの危険性があります．
- 三大栄養素1gあたりのエネルギー量は，糖質4kcal，タンパク質4kcal，脂質9kcalです．エネルギー源として，おおむね糖質50～65％，タンパク質15～20％，脂質20～30％の割合が推奨されていますが，病態に応じて調整します．
- 目標エネルギー量は実際の治療効果をみながら変更することも大切です．

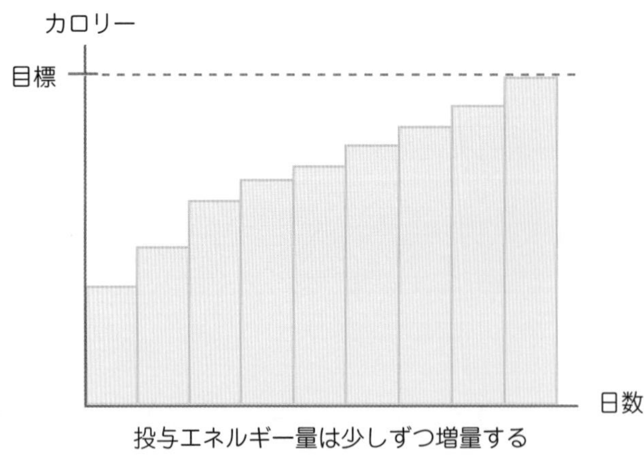

エネルギー量増量のしかた

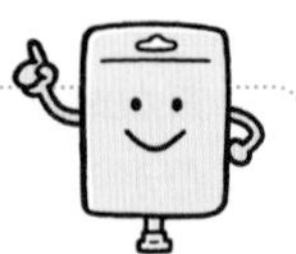

ワンポイント

- 目標エネルギー量を設定して少量から徐々に投与量を増加していきます．

2 栄養摂取の方法

- 栄養摂取の方法は経口摂取などの「経腸栄養」と輸液による「静脈栄養」に大別されます．

栄養摂取の方法

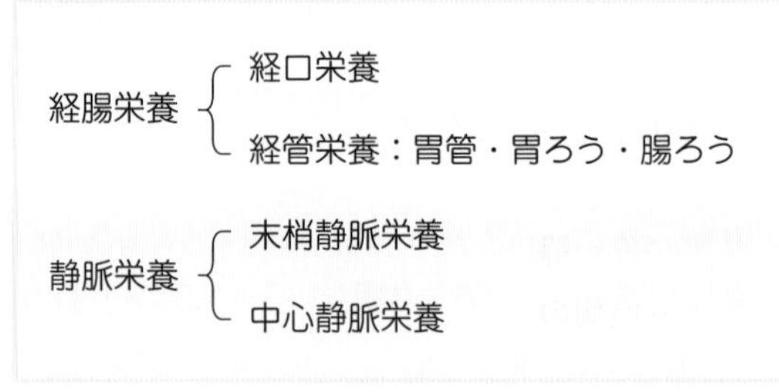

- 経腸栄養にはさまざまな利点（感染症の減少，病院滞在期間の短縮，医療費の減少など）があるため，静脈栄養より優先して行います．
- 静脈栄養は消化管の機能が十分でない場合などに行います．静脈栄養にはいくつかの合併症が知られています．

静脈栄養の合併症

- 血管炎，血栓
- 事故抜去などの機械的トラブル
- カテーテル感染
- 消化管粘膜萎縮，胆汁うっ滞
- 中心静脈カテーテル挿入時の合併症（気胸，血腫，胸管損傷，不整脈など）

3 末梢静脈栄養と中心静脈栄養

- 静脈栄養には，①末梢静脈からのものと②中心静脈からのものの2種類があります．
- 絶飲食が短期間の場合は末梢静脈から維持輸液を行います．末梢静脈からは十分なエネルギーが投与できないため，長期間飲食ができない場合は，中心静脈から中心静脈栄養を行います．

末梢静脈栄養

末梢静脈栄養(peripheral parental nutrition：PPN）は四肢の末梢静脈から輸液製剤を投与する方法です．中心静脈栄養と比べると手軽で合併症が少ないという利点がありますが，糖濃度が高いと血管炎が起こるため，1日に投与できるエネルギー量はだいたい1,000kcalまでとなります．そのため，経腸栄養を始めることができない場合，10日程度を目安に中心静脈栄養に切り替える必要があります．

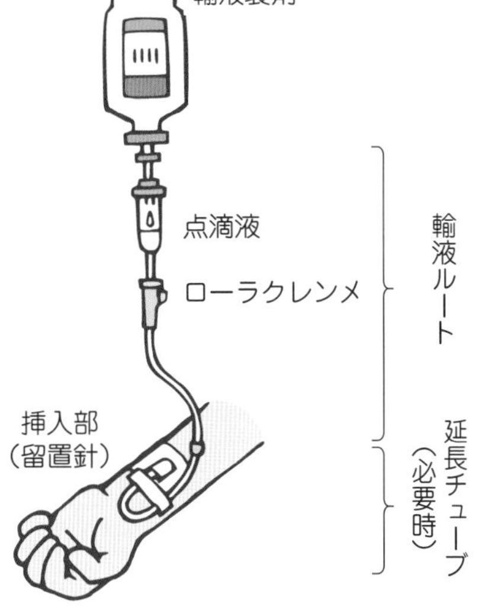

中心静脈栄養

中心静脈栄養（total parental nutrition：TPN）は中心静脈から輸液栄養製剤を投与する方法です．中心静脈とは身体の中心部である心臓に近い静脈のことで，上大静脈と，横隔膜より頭側の下大静脈を指します．中心静脈は径が太く血流量が多いため高濃度の糖分を投与することが可能で，十分な栄養を投与できます．カテーテルの刺入部位には，鎖骨下静脈，内頸静脈，大腿静脈があります．最近では，上腕静脈など上肢の静脈から挿入する末梢挿入式中心静脈カテーテル(peripherally inserted central venous catheter：PICC）がエコーガイド下で行われることも多くなってきています．

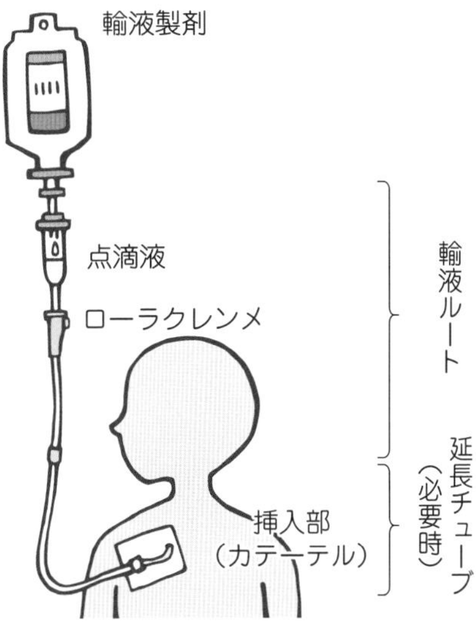

ワンポイント

- **維持輸液は飲食の代わりに水・電解質を補うものです．**
- **短期間は末梢静脈から，長期になる場合は中心静脈から投与します．**

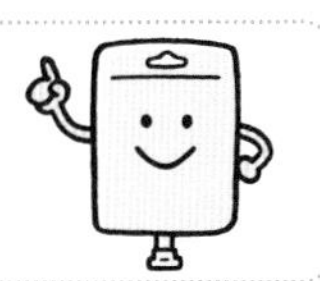

4 維持輸液はどんなときにする？

- 維持輸液は飲食が不十分な場合に必要な水分と電解質を補うものです.
- 標準体型の成人では，1日あたり3号液2,000mLで喪失した水分と電解質の補給をすることができます.

1日に必要な水分・電解質と3号液

1日必要量		3号液	
水分	2,000mL	水分	2,000mL
Na^+	60〜100mEq	Na^+	70mEq
Cl^-	60〜100mEq	Cl^-	70mEq
K^+	40mEq	K^+	40mEq

- 維持輸液の量は飲食量に応じて増減します．嘔吐・出血など喪失した体液がある場合には，喪失した体液分にあたる輸液を追加します．この追加分の輸液は補充輸液と呼ばれます.

基礎輸液量とは

- 1日に最低限必要な輸液量のことを基礎輸液量といいます．基礎輸液量はあくまで最低限の量なので，脱水を防ぐには維持輸液量を基礎輸液量より多くする必要があります.
- 基礎輸液量は，体から失われる「尿量＋不感蒸泄」と体に入ってくる「代謝水」の差になります.

不感蒸泄とは

- 呼吸や皮膚から蒸発して失う水分を不感蒸泄(ふかんじょうせつ)といいます．約900mL/日です.

代謝水とは

●摂取した栄養素を体内で燃焼させてエネルギーを作るときに二酸化炭素と水が発生します．この水のことを代謝水といいます．仮に絶飲食中であっても，体の成分が分解されて代謝水は生じます．約200mL/日です．

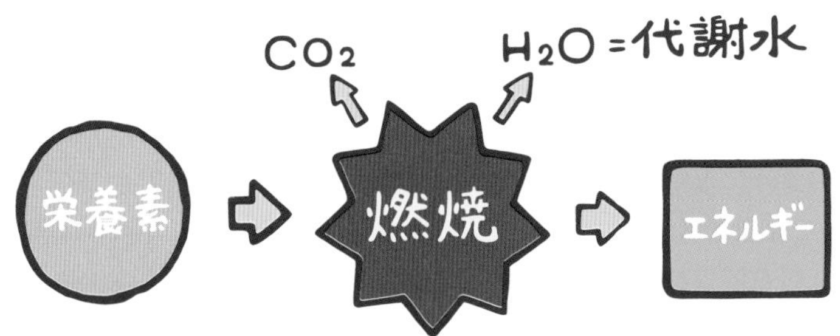

●以上から，「尿量＋不感蒸泄900mL」と「代謝水200m」の差である「尿量＋700mL」が基礎輸液量ということになります（厳密には便中に出る水分もありますが，ここでは省略します）．

ワンポイント

●1日の輸液量は「尿量＋700mL」以上が必要です．

IN	OUT
基礎輸液量	尿量
代謝水200mL	不感蒸泄900mL

●基礎輸液量＋代謝水200mL＝尿量＋不感蒸泄900mL
なので
基礎輸液量＝尿量＋700mL　になります．

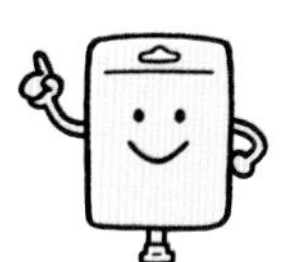

間欠投与と持続投与

●輸液の投与方法には間欠投与と持続投与があります．

●間欠投与は，決められた輸液量を一定の時間で投与するもので，たとえば3号液500mLを5時間で投与といった具合です．患者に点滴に束縛されない時間を提供することができますが，急な水分負荷や輸液製剤中の糖・電解質濃度には注意が必要です．血糖値・血中電解質濃度の急上昇により，意識障害や致死的不整脈の危険があります．

●心臓，肺，腎臓の機能が悪いなど急な水分負荷を避けたい場合は，輸液ポンプを用いてゆっくりなスピードで持続投与を行います．中心静脈栄養は糖濃度が高いため，原則として間欠投与は不可で，24時間持続投与を行います．

ワンポイント

●輸液の間欠投与は水分，糖，電解質の負荷に注意します.
●中心静脈栄養は原則として持続投与で行います.

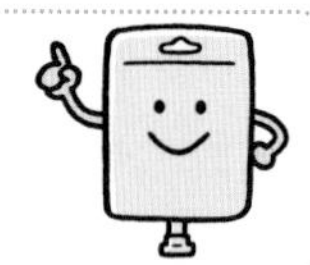

5 輸液製剤にはどんなものがある？

●輸液製剤で基本となるのが，生理食塩水（0.9％食塩液）と5％ブドウ糖液です.

●生理食塩水のように電解質濃度を細胞外液と同等に設定しているものを「等張電解質輸液」といい，等張電解質輸液と5％ブドウ糖液を混ぜたものを「低張電解質輸液」といいます．低張電解質輸液は，5％ブドウ糖液を加えることで，等張電解質輸液よりも電解質濃度が低く設定されています．電解質輸液製剤はこの2種類に大別されます.

●この2種類の役割の違いは，“身体のどこに水分を届けるか”の違いになります.「等張電解質輸液」はとくに血管内水分を補充するために用いられ，一方「低張電解質輸液」は細胞内液も含めた身体全体の水分を補充するために用いられます.

●浸透圧の原理に即して少し詳しくみてみましょう.

低張電解質輸液はなぜ身体全体にいきわたる？

●電解質濃度を細胞外液より低く設定している「低張電解質輸液」が投与されると，細胞外液の浸透圧が低下します．水分は浸透圧の低い所から高い所に移動するので，細胞外から細胞内への水分の移動が起こり，細胞内・細胞外両方の水分量が増加します．脱水などで身体全体の水分補給が必要な場合には，低張電解質輸液が適しているということになります.

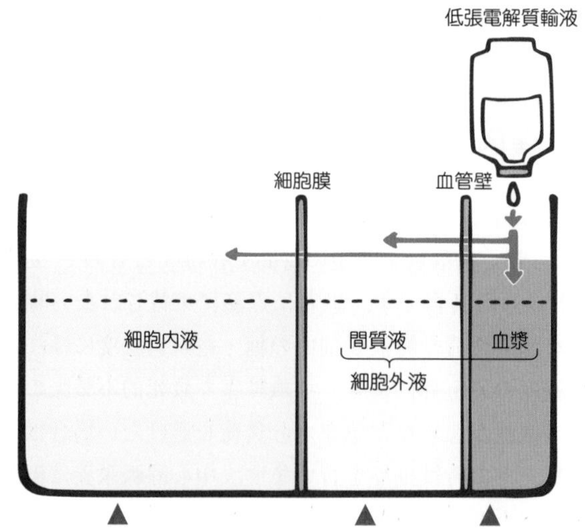

低張電解質輸液は身体全体にいきわたる

●低張電解質輸液製剤には，ナトリウム濃度の高い順に1号液から4号液があります．1号液（開始液）と3号液（維持液）が主に用いられます（☞15ページ，表参照）．

●なお，低張電解質輸液は，ブドウ糖を添加することで浸透圧を体液と等しくしています．なぜかというと，浸透圧が低いまま輸液が血管内に入ると，赤血球の中に水分が流入して溶血してしまうからです．いったん溶血を避けたあとは輸液中のブドウ糖は体内で代謝され水と二酸化炭素になります．二酸化炭素はやがて呼気として体外に排出されるため溶液である水が残ります．結果として，電解質濃度の低い輸液を体内にうまく取り込んだことになります．

溶血とは

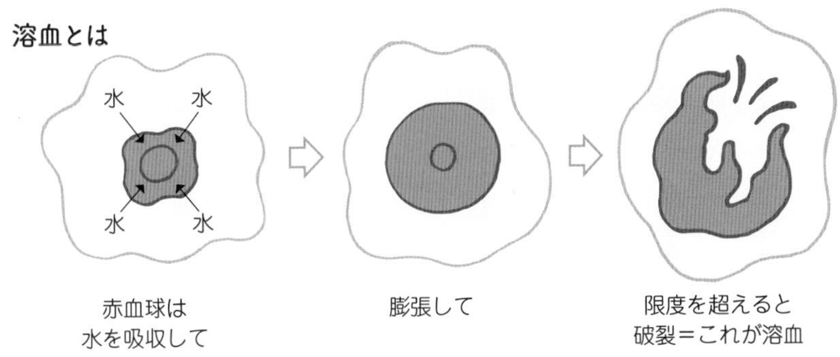

等張電解質輸液はなぜ細胞外液にとどまる？

●一方，生理食塩水をベースに電解質を加えたリンゲル液などが「等張電解質輸液」です．等張電解質輸液は電解質濃度を細胞外液と同等に設定しているため，細胞外液だけの水分量が増加することになります．そのため細胞外液補充液とも呼ばれ，細胞外液を補充したい場合に用います．たとえば出血でショック状態になったときに血管内に水分を補給する場合などです．

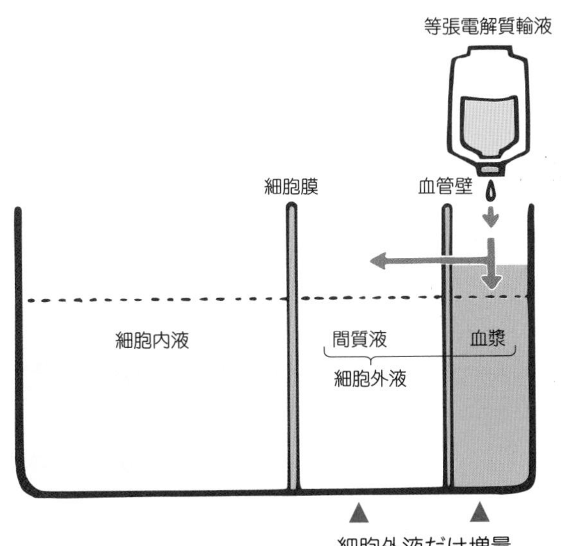

等張電解質輸液は細胞外液にとどまる

● 等張電解質輸液には，生理食塩水，リンゲル液，乳酸リンゲル液，酢酸リンゲル液，重炭酸リンゲル液などがあります．これらの用途については次ページの表を参照してください．

ワンポイント

● **低張電解質輸液は細胞内液と細胞外液の両方に，等張電解質輸液は細胞外液のみに分布します．**

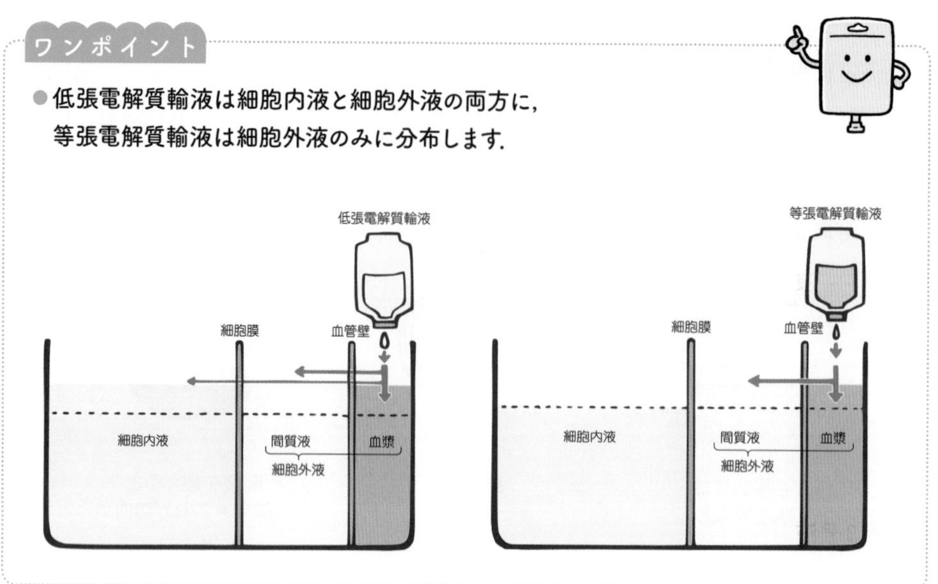

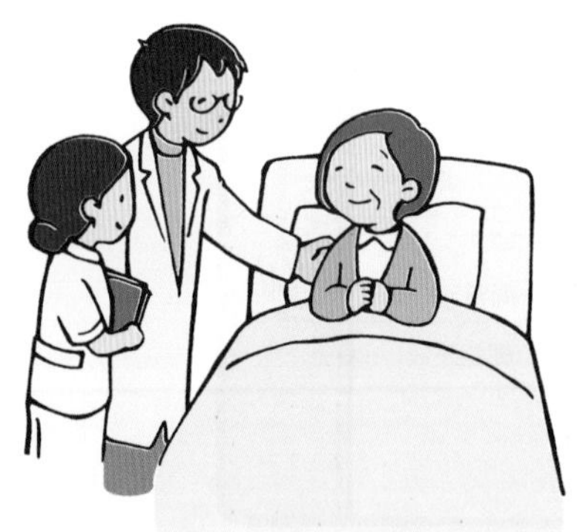

●代表的な輸液製剤を一覧にまとめます.

分類	製剤	特徴	画像
低張電解質輸液	1号液 （開始液）	•カリウムを含まないので安全域が広く，腎不全，高カリウム血症，救急外来での病態不明の患者に対して用いられる •水分・電解質補給の第1選択であるため「開始液」と呼ばれる	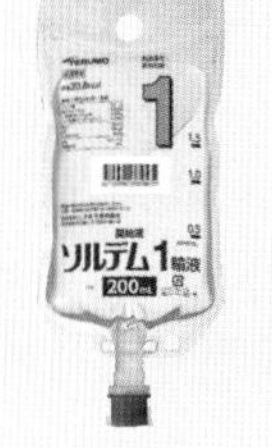
	2号液 （脱水補給液）	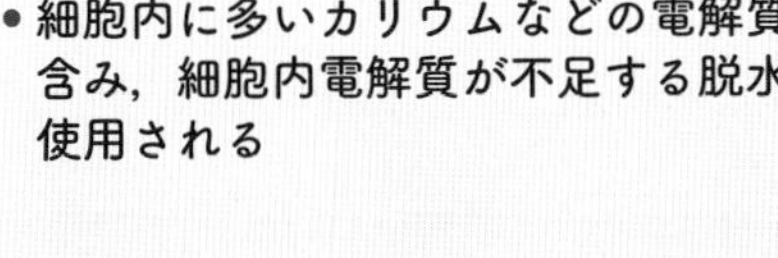•細胞内に多いカリウムなどの電解質を含み，細胞内電解質が不足する脱水に使用される	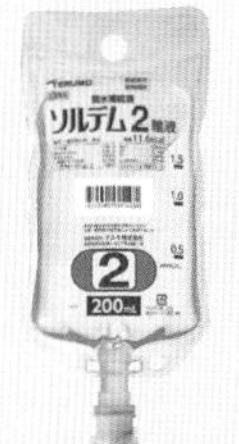
	3号液 （維持液）	•2,000mLの投与で成人が1日に必要とする水分・電解質の補給ができる．そのため「維持液」と呼ばれる •ナトリウム濃度が低いため，医原性の低ナトリウム血症の原因となる	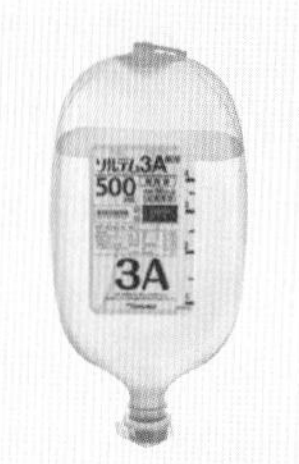
	4号液 （術後回復液）	•電解質濃度が低く水分補給を目的とした輸液で，術後早期などに用いられることがある	
等張電解質輸液	生理食塩水 リンゲル液 乳酸リンゲル液 酢酸リンゲル液 重炭酸リンゲル液	•生理食塩水にカルシウムとカリウムを加えて細胞外液の電解質に近づけたのがリンゲル液 •現在はリンゲル液から発展した乳酸リンゲル液，酢酸リンゲル液，重炭酸リンゲル液が主に用いられている •細胞外液に分布するので，出血など循環血液量が減少した場合に投与する	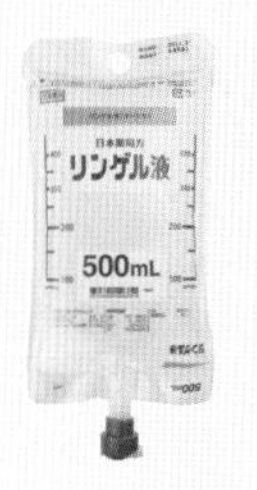

代表的な輸液製剤
［画像提供：ソルデム1，2，3A；テルモ株式会社．リンゲル液；株式会社大塚製薬工場］

そのほかの輸液製剤

1）脂肪製剤

●脂肪は糖質やタンパク質と比べて1gあたりのエネルギー量が大きいため，効率よくエネルギーの供給ができます.

●脂肪の不足により，皮疹・脱毛・脂肪肝が起こります.

●末梢静脈から投与可能ですが，脂肪代謝に時間が必要なため脂肪として0.1g/kg/時以下の速度でゆっくり投与する必要があります．急速投与は脂質異常・血栓症・感染症の原因となります.

2）ビタミン製剤，微量元素製剤

- ビタミンのなかでもビタミンB_1は，不足により脚気・乳酸アシドーシス・ウェルニッケ脳症の原因となることで有名です．ウェルニッケ脳症は意識障害・運動失調・眼球運動障害が主な症状で，早期の発見治療が必要です．
- 体内に存在する量が鉄より少ないものを微量元素と呼び，代謝や酵素に関係しています．中心静脈栄養用の製剤には鉄・亜鉛・銅・マンガン・ヨウ素が含まれています．

Column　栄養状態と疾病治癒の関連

重症患者において栄養障害（タンパク異化亢進）が進むと，感染性合併症や死亡率の増加，在院期間の延長など予後が悪化するため，エネルギーや栄養を早期に開始することが勧められています．具体的には，侵襲後遅くとも48時間以内に経腸栄養を開始します（日本集中治療学会：日本版重症患者の栄養療法ガイドライン：病態別栄養療法，2017）．

また，栄養障害が高度な時は，栄養開始時のrefeeding（リフィーディング）症候群に注意が必要です．refeeding症候群は，栄養不足で起きた代謝の変化により，栄養開始とともに血中のリン・カリウム・マグネシウムが低下し，呼吸不全・心不全・不整脈などが起こる病態です．予防には，血中電解質・血糖値を確認しながら少量（10kcal／体重／日）の栄養から始めることが重要です．

C 目的3　薬剤を投与する

- 血管が細く静脈路確保が困難な場合や，繰り返しの静注薬投与が予定されている場合，補液で静脈路を確保しておくことがあります（ルートキープといいます）．
- 心血管作動薬などの薬剤は，輸液で希釈してシリンジポンプを用いて持続静注を行います．
- 抗菌薬など時間をかけて投与する必要がある薬剤は，生理食塩水100mLなどで溶解して指示された時間で投与します．
- 投与薬剤は，循環作動薬や鎮痛・鎮静薬などが中心になりますが薬剤によって希釈方法や投与時間は大きく異なります．

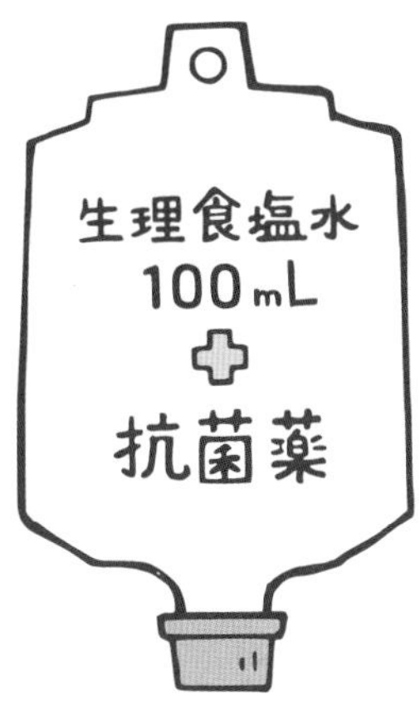

この“生理食塩水100mL”も水分バランス計算に忘れずに含める

- 1日の水分バランスを計算する際には，薬剤の希釈や溶解に用いた輸液量も投与水分量に含める必要があります．投与される薬剤の種類や数によっては，1日に数百mLにもなることがあります．

ワンポイント

- 薬剤投与に用いた輸液も水分です．知らず知らずのうちに相当な水分量になっていることがあります．水分バランスの計算に含めてしっかり管理する必要があります．

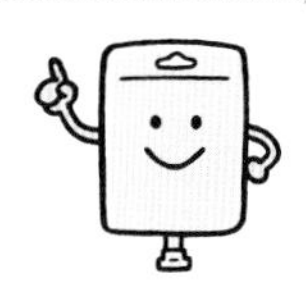

静脈ライン確保の種類

- 投与ルートは，主に「末梢静脈カテーテル」と「中心静脈カテーテル」の2つがあり，その使い分けは輸液と薬剤の種類，ルートを利用する目的によって決まります．
- 末梢静脈カテーテルが基本的な投与ルートです．
- 末梢静脈から投与すると静脈炎を起こすような輸液や薬剤，確実に血管内に投与したい薬剤は，中心静脈から投与します．
- 中心静脈に留置するカテーテルには通常のCVカテーテル以外にもCVポート，PICC，血液透析用カテーテルがあります（☞19～21ページ）．

静脈路確保の種類

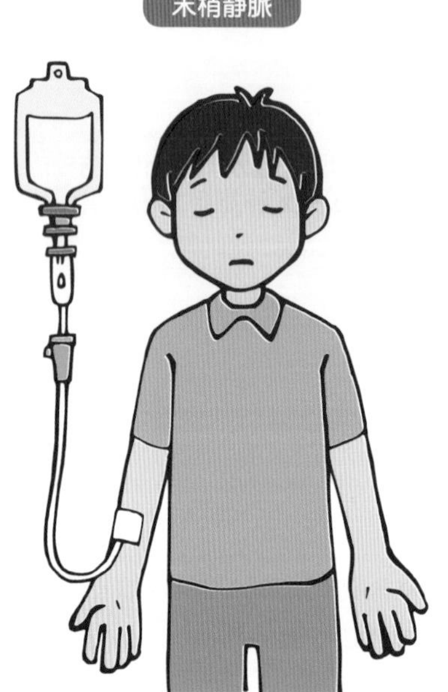

点滴静脈注射は基本的に末梢静脈から投与される

中心静脈

末梢静脈の確保が困難な場合や高カロリー輸液など浸透圧の高い薬剤を投与する場合は中心静脈から投与される

末梢静脈カテーテル

- 最も基本的な輸液薬剤投与ルートです．
- 手首付近の橈側皮静脈は，近くを走行する神経を損傷する可能性があるため穿刺を避けます．

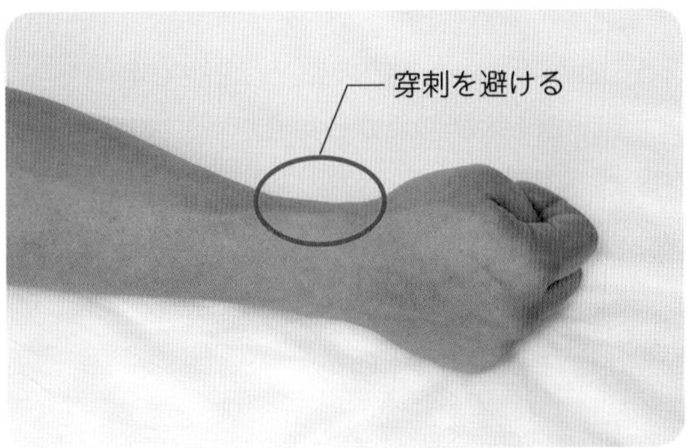

血管穿刺を避けるべき部位

中心静脈カテーテル（CV カテーテル）

- 浸透圧の高い高カロリー輸液や，血管炎を起こしやすい薬剤などを投与するときに挿入します．
- 末梢静脈が確保困難な場合に，中心静脈カテーテルを挿入することがあります．
- 穿刺部位として鎖骨下静脈，内頸静脈，大腿静脈などがあります．大腿静脈は不潔になりやすいため，緊急時やほかに穿刺できる血管がない場合に限られます．

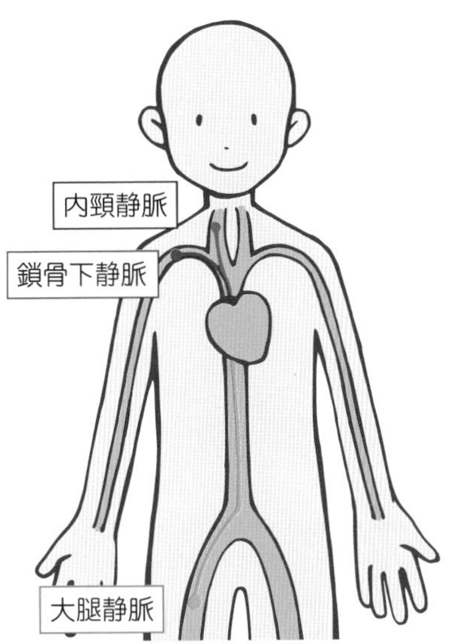

中心静脈カテーテル刺入部位

Column CVポート（皮下埋め込み型ポート，リザーバー）

- 主に抗がん薬や静脈栄養の投与経路として，末梢静脈確保が難しいときや長期的な治療が見込まれるときに挿入します.
- ポートを埋め込んだまま日常生活を送ることができ，在宅での点滴も可能です.
- カテーテルを鎖骨下静脈，内頸静脈，上腕静脈，大腿静脈から中心静脈に挿入し，薬剤を注入するポートを皮下に埋め込みます.

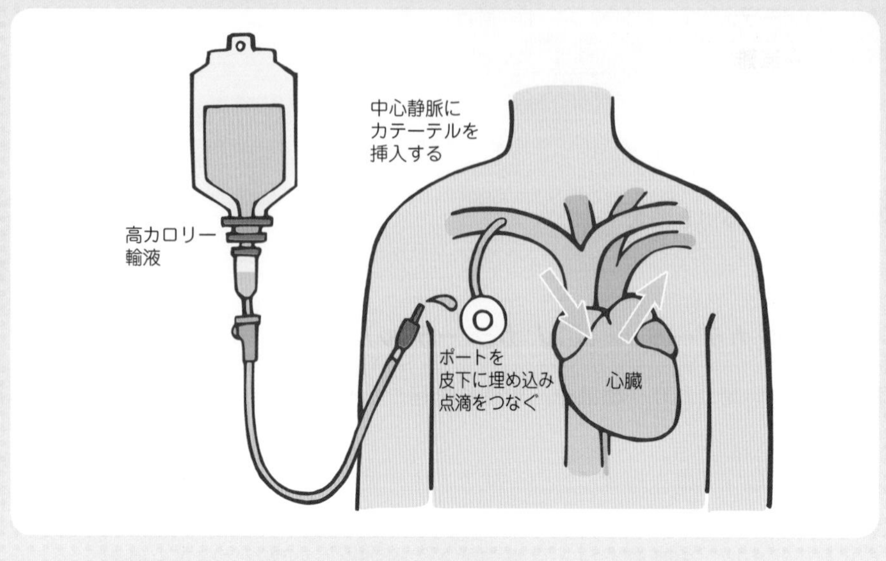

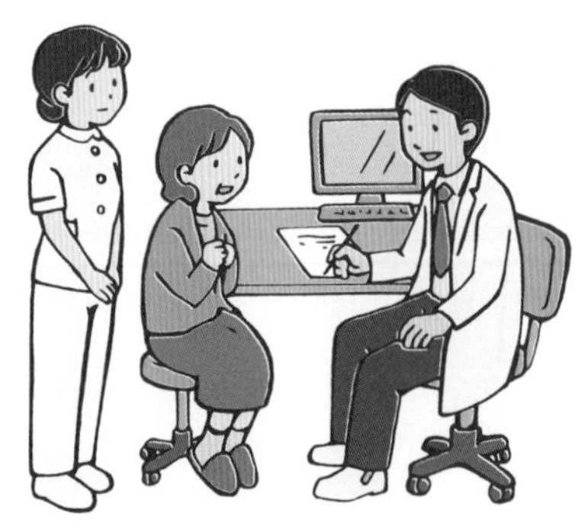

Column PICC

- 末梢挿入式中心静脈カテーテル(peripherally inserted central venous catheter：PICC) は，末梢静脈から挿入して先端を中心静脈に留置するカテーテルです．
- 適応は通常のCVカテーテルとほぼ同じですが，CVカテーテルと比較して挿入時の合併症が少ない，感染率が低いなどの利点があります．
- 欠点として，カテーテルが細く長いので急速補液には適しません．また，腕を曲げた際にカテーテルの屈曲・閉塞が起こりやすいため，心血管作動薬の持続投与は行わないほうが無難です．
- 主な穿刺部位は上腕や肘の静脈です．エコーガイドによる上腕尺側皮静脈が第一選択です．

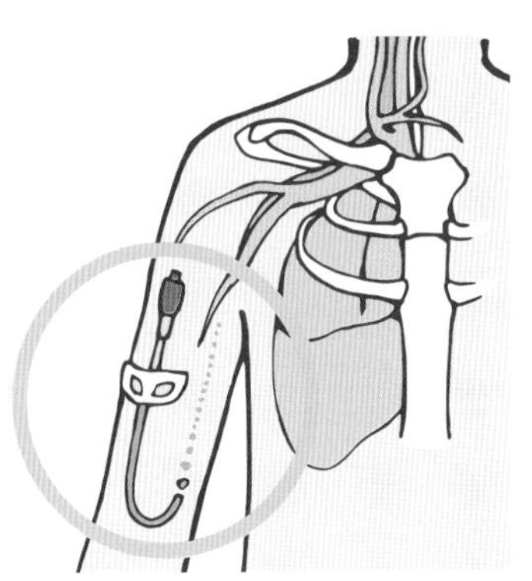

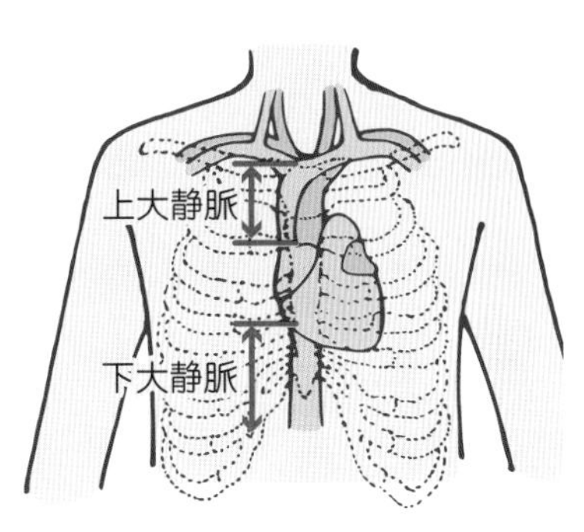

Column 血液透析用カテーテル

- 腎機能低下時など，血液浄化を行う必要があるときに挿入します．
- 血液浄化に必要な血流量を得るため，CVカテーテルより太く作られています．
- 多くは一時的な血液浄化に用いられますが，心負荷が動静脈シャントより少ないため，心機能がきわめて悪い患者の維持透析に用いることもあります．
- 血液浄化を行っていないときは，CVカテーテルと同様の使用が可能です．
- 主な穿刺部位は内頸静脈です．内頸静脈が何らかの理由で不可能な場合は，大腿静脈が用いられます．

第2章 看護師は何をする?

看護師は，輸液製剤の選択から投与中の観察，終了後の評価，その後の治療選択…実に多くの場面に立ち会います．場面に合わせた基本的な知識，技術を正しく理解しましょう．

看護師が行うことは多くありますが，輸液療法においてとくに重要なのは，①患者からの情報収集と医師への伝達，②ルートの管理，そして③医療事故の防止です．

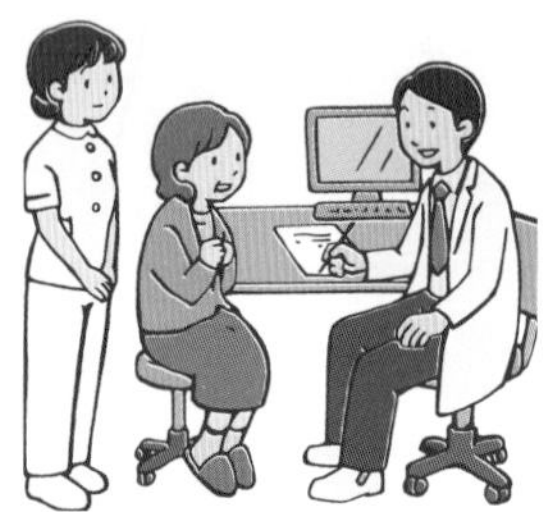

1　患者の診察

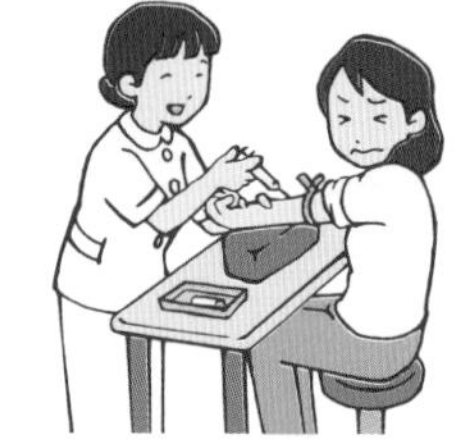

2　採血など諸検査の実施

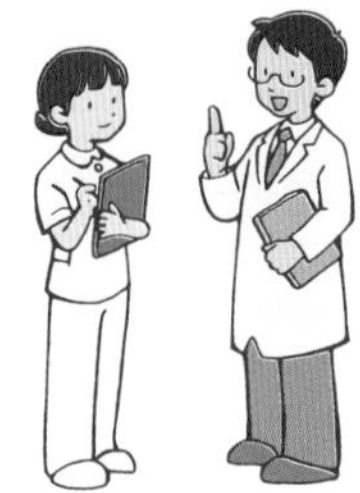

3　輸液療法の決定，指示

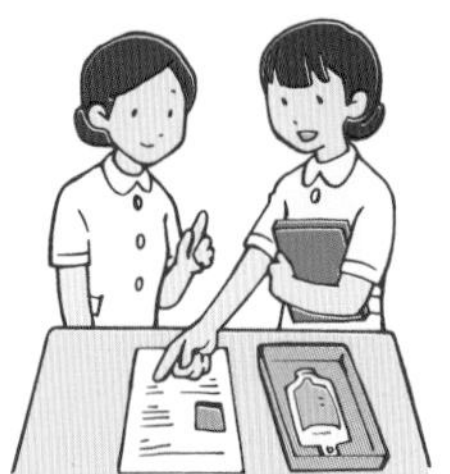

4　指示内容の確認

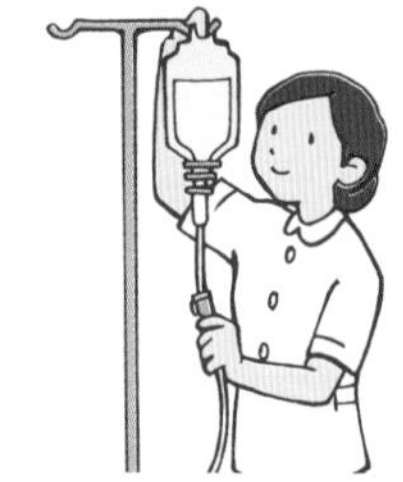

5　輸液療法の実施

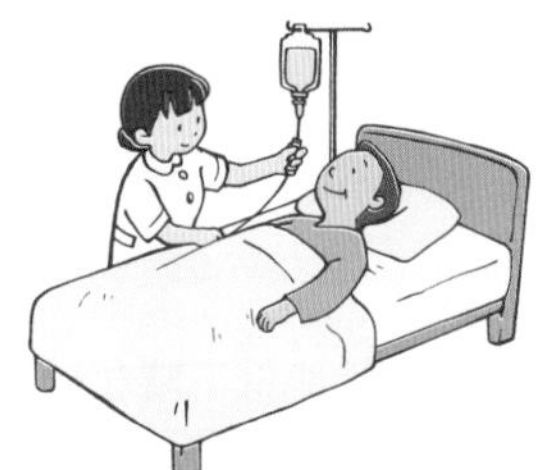

6　輸液療法中の患者観察

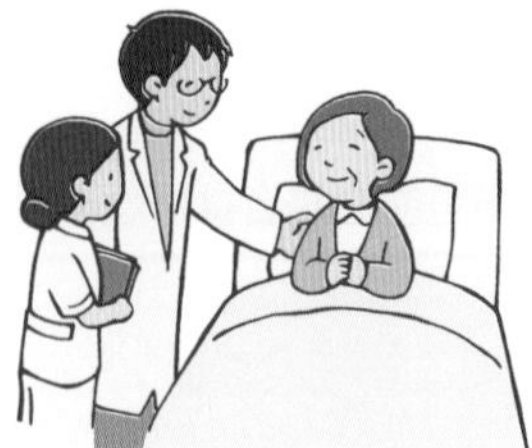

7　輸液療法後の診察

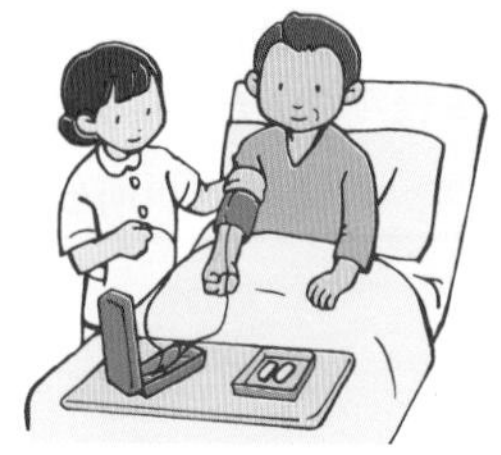

8　輸液療法後の採血など諸検査の実施

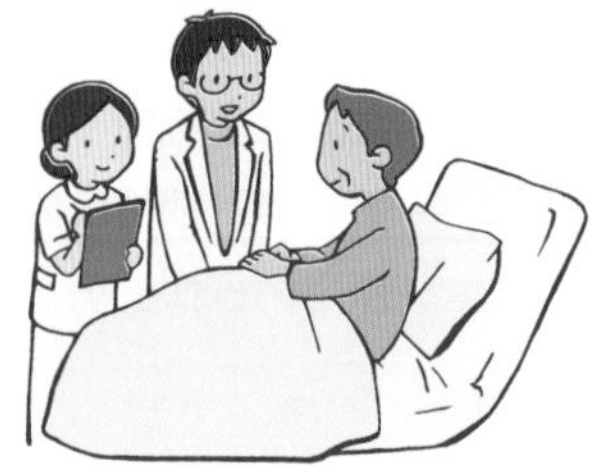

9　その後の治療方法の検討

輸液療法における看護師の役割

A 看護師の役割①
患者からの情報収集と医師への伝達

1 輸液前──ふだんからしっかり患者をアセスメントしよう

医師が輸液製剤を正しく選択できるよう輸液前に看護師が行うこと──それは患者からの情報収集と医師への伝達です．バイタルサイン測定，患者からの問診（主訴の確認など），フィジカルイグザミネーション，採血などにより，看護師は複数回患者に接触できるため，医師の診察に比べ多角的に多くの情報を得ることができ，輸液の必要性にいちはやく気づくことができます．そしてその情報をきちんと医師に伝達することで医師の適切な輸液製剤の選択につなげることができます．

ワンポイント

- 患者によっては，医師との診察時に緊張してしまい，きちんと自分の思いを伝えられずにいることがあります．看護師がベッドサイドで行う問診から重要な訴えが聞かれることも多くあるため，コミュニケーションを丁寧に行いましょう．

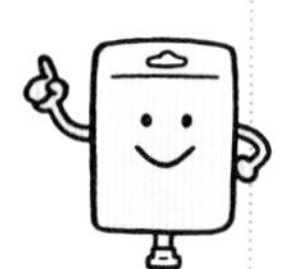

では，具体的にどのようなことから輸液の必要性を判断できるでしょうか．見抜く対象は体液量の異常──つまり「脱水」かあるいは「血管内容量過剰」かということになります．具体的にみていきましょう．

バイタルサインの異常

- 血圧低下，心拍数上昇，尿量減少を同時に認める場合，脱水か心機能低下を考えます．さらに脱水の代表的な所見として起立性低血圧，意識障害，皮膚粘膜乾燥，毛細血管再充満時間（capillary refill time：CRT）の延長，皮膚ツルゴールの低下が知られています．これらを認める場合は脱水の可能性が高いため，輸液を検討します．
- 血管内容量が過剰のときは，脱水のときとは反対に血圧上昇や尿量増加を認めます．血管内容量が過剰のときに輸液を行うと，心不全や肺水腫で呼吸困難にいたることもあるため注意します．

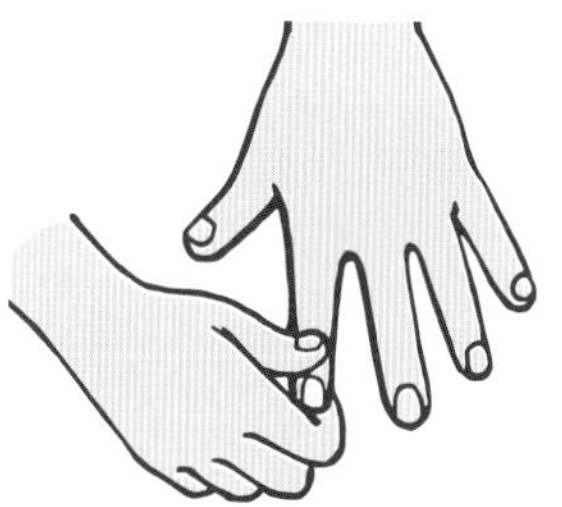

爪の色が白くなるまで圧迫します

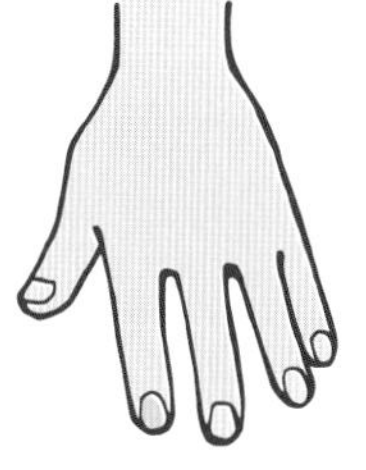

（圧迫をやめると）爪の赤みが回復します

毛細血管再充満時間の延長

心臓の高さで指の爪を5秒間圧迫した後，爪の赤みが戻るまでの時間のことを毛細血管再充満時間（CRT）という．2秒以上かかるときは脱水を疑う．災害時のトリアージにも利用される．

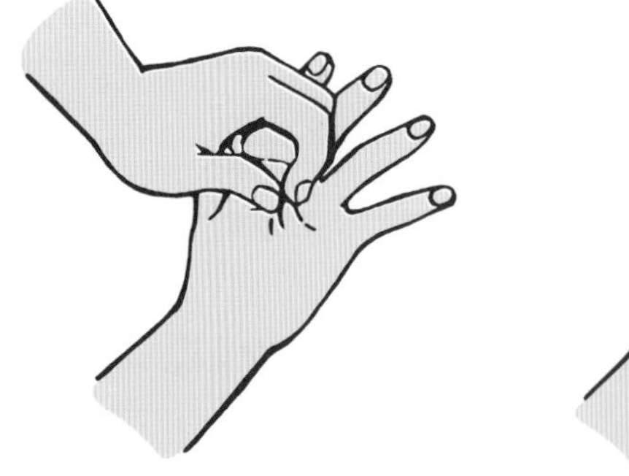

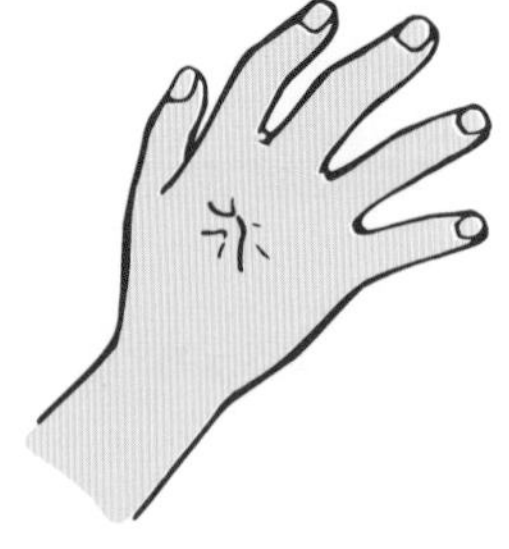

ツルゴールの低下した皮膚をつまむと，離したあともそのままの形で残る

皮膚ツルゴールの低下

脱水のときは，皮膚がしぼんだ状態からもとに戻るまで通常より時間がかかる（約2秒）.

体重の変化

- 筋肉や脂肪は急に増えたり減ったりしません（筋トレやダイエットを考えればわかりますね）. 急な体重減少は体液量の減少――すなわち脱水を示唆するため，輸液を検討します.
- 厳密な体液管理を行いたい場合，体重を毎日測定して記録します.

浮腫がみられる

- 浮腫（むくみ）は，さまざまな原因で細胞外の間質液が増加した状態です．浮腫がみられる場合も，血管内容量は必ずしも過剰とは限らず，血管内が脱水で輸液が必要なこともあるため，慎重な評価が必要です.

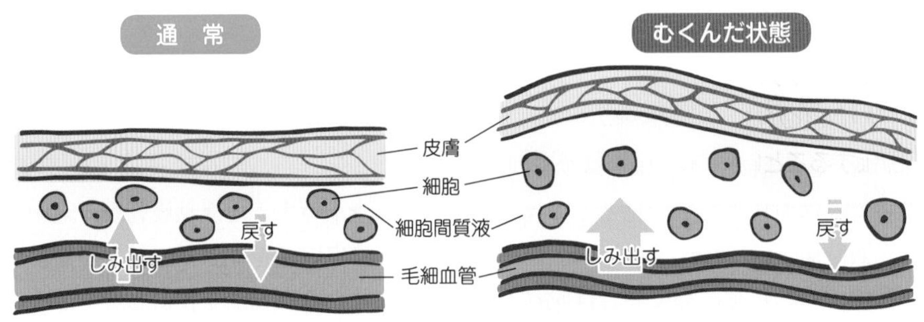

浮腫のメカニズム

浮腫の原因

- 全身性：心不全，ネフローゼ・腎炎，肝硬変，甲状腺機能低下症，低栄養，薬剤
- 局所性：静脈瘤・静脈血栓症，リンパ浮腫，その他（アレルギー・虫刺され・外傷）

頸静脈の虚脱あるいは怒張

- 頸静脈を観察することで血管内容量を推測できます．仰臥位で頸静脈が虚脱（頸部エコーで容易に判断できます）していれば，脱水を考えて，輸液を検討します．逆に，半坐位でも頭側まで怒張しているときは血管内容量過剰か心不全の状態です．

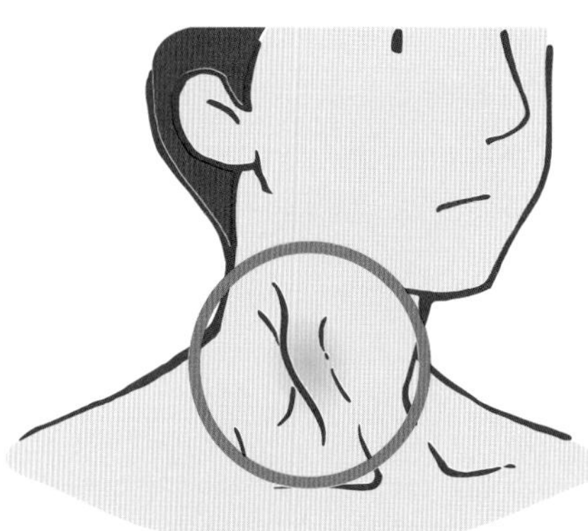

怒張した頸静脈

Column エコー（下大静脈エコー）

仰臥位の腹部エコーで下大静脈（inferior vena cava：IVC）を観察することによっても，血管内容量を推測できます．直径が小さく呼吸性変動が大きい（吸気時と呼気時の直径の変化が大きい）場合は脱水，直径が大きく呼吸性変動が小さい（吸気時と呼気時であまり変化がない）場合は血管内容量過剰と考えられます．また最近では，肺をエコーで評価することにより，過剰補液や肺水腫の診断を行うこともあります．

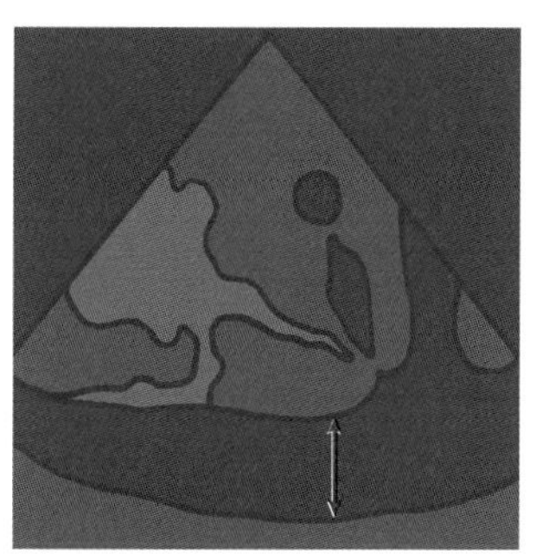

呼気時

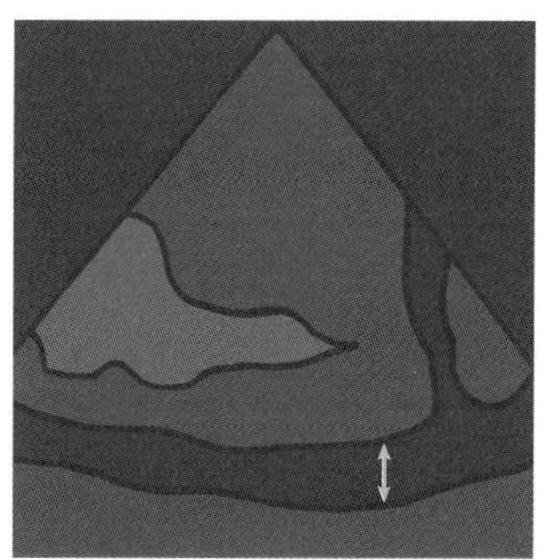

吸気時

Column　CVPはあてにならない？

中心静脈圧（central venous pressure：CVP, 正常値5～10cmH$_2$O）は中心静脈カテーテルに圧モニターを接続して測定した圧のことで，血管内容量の指標として用いられてきました．しかし最近では，CVPを指標とした輸液管理では過剰補液となる傾向があり死亡率が上昇する可能性があることが報告され，エコーなどの所見をもとに血管内容量を評価するようになってきています．

2 輸液中・輸液後——自覚症状などのバイタルサインに注意しよう

輸液中に看護師が観察するポイントは,「開始前と比べて患者の状態がどう変化したのか」ということです．看護師は，患者に使用する薬剤が，何を目的として投与されているのか，投与後の変化を予測しましょう．その変化をとらえるのに重要なのが，バイタルサインと患者自身による自覚症状の変化です．なお，栄養状態，電解質，炎症所見などは血液検査の結果で評価します．

Column　バイタルサイン測定のポイント

●血圧

血圧は，全身状態を評価する上で重要な要素です．疾患の影響も含め個人差がありますが，おおむね一定の値を示します．状態の変化にともなって変動し，実測だけではなく動脈の触知によって大まかな変化も観察することが可能です．

たとえば，脱水，出血などにより循環血液量が減少すると，血圧は低下し動脈の拍動も弱くなります．輸液でそこを補正すると，血圧は上昇し拍動も強くなります．血圧の上昇，動脈の触知（力強くなっていること）を確かめて，脱水が改善されつつあることを確認します．

なお，基本的な手技に問題がなければバイタルサインの値が測定者によって大きく変わることありません．しかし，患者の基礎疾患によって，測定部位や測定間隔の違いがそのまま数値の変化として表れてしまうことがあるため，担当者が変わったとしても常に同じ条件下で測定できるよう基礎疾患の確認，ならびに引継ぎをしっかり行いましょう．

また，循環器系の疾患がなく状態が安定している患者は測定が1日1回だけという場合もありますが，何らかの理由で血圧低下をきたし輸液が必要となることもあります．血圧の変化，輸液の種類，投与量，投与時間などをもとに主治医に相談し，測定間隔を見直すなど適宜対応しましょう．

●血圧測定あるある

麻痺側は，末梢循環が悪く静脈血などうっ滞しやすい状況であることや運動量が少ないことで循環血液量の低下がみられ，健側よりも低く測定される可能性があります．

リンパ節郭清の影響でリンパ液の還流が悪くなり，患側の上肢はリンパ浮腫を起こしやすくなります．その状況で血圧測定時にマンシェットで加圧すると，上腕神経が圧迫され上肢のしびれやうっ滞による循環障害が起こる可能性があります．

シャント側での血圧測定時にマンシェットを加圧すると，シャントの血流が保たれず閉塞する可能性があります．

血圧の測定部位をその都度変えてしまうと，測定する部位の動脈の状況（狭窄や閉塞の有無など）によって値に違いがでる可能性があります．

マンシェットとの幅が小さいと高い値が出て，逆に大きいと低い値が出る可能性があります．

●脈拍・心拍数

脈拍も血圧と連動して変化する場合が多々あります．たとえば脱水などで脈拍数が上昇している場合は，輸液により徐々に改善がみられます．

心電図モニターを装着している場合には，モニター波形を観察し，患者の状態に応じて心拍数の上・下限アラームを調整しましょう．

アラームを適切に管理することで，異常を早期に察知することが可能となります．

●呼吸数・SpO_2

呼吸数やSpO_2も患者の症状に合わせて測定しましょう．

呼吸状態の変化は，臨床場面においてSpO_2で評価されていることが多いです．しかし，呼吸回数や呼吸様式の変化は疾患の特定につながることもあるため，重要な観察点になります．

●体温

体温の変化は，感染徴候だけではなく，循環血液量にも大きく影響します．基本的に体温が上がると血管は開き，相対的に循環血液量の減少につながります．また，発汗による脱水の予測にもつながるため，輸液療法の重要な情報にもなります．

患者の自覚症状

- 輸液による効果は，よいものだけではなく，副作用などの悪いものもあります．たとえば電解質に影響を与えるカリウム製剤などは，カリウム値の急激な上昇により心機能に影響を及ぼし不整脈などの致死的な変化をもたらします（☞輸液製剤については**第1章**参照）．バイタルサインの変化に注意するだけでは見落としてしまうこともあるかもしれません．そのようなときに備え，患者自身が気分不快の有無や身体への変化に気づき，すぐに看護師に訴えてもらうよう働きかけることが重要です．
- 具体的な自覚症状の観察は，患者に現在ある症状であればどの程度変化したか，患者の認知レベルに応じてNRS，VASなど適切な尺度を選択しましょう．
- なお，投与開始時にはなく投与中・投与後に現れる症状には，「薬剤の効果で出現するもの」と「副作用によって出現するもの」があります．投与前にしっかり説明し，その症状の出現の有無，出現したのであればその程度がどのように変化したかを先に述べた尺度を用いて観察していきます．症状によっては，薬剤投与の中止，緊急な処置が必要な場合があります．

Column　症状の変化を共有するためには

輸液開始時の患者観察のポイントは，症状やバイタルサインなど現状を正しく把握することです．それは，輸液を行う目的が達成されたかどうか，輸液による副作用の出現など現状との変化が目安になるからです．

症状については，病状による症状，苦痛や不快症状の有無を確認します．これらの症状がある場合には，輸液の投与によって改善していくことが予測されます．逆に症状が何もない場合には，副作用などによって出現してくることも予測されます．症状の変化を経時的に観察するためには，患者の症状の程度を正しく共有しなくてはいけません．そのため，症状を10段階などに設定し，何もないを“0”，とても辛い，痛いなどを“10”として表現してもらうと変化がわかりやすくなります．症状によっては，faceスケールを用いても効果的です．

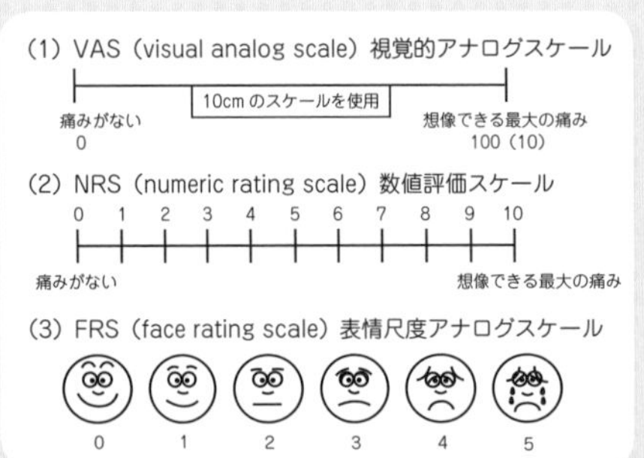

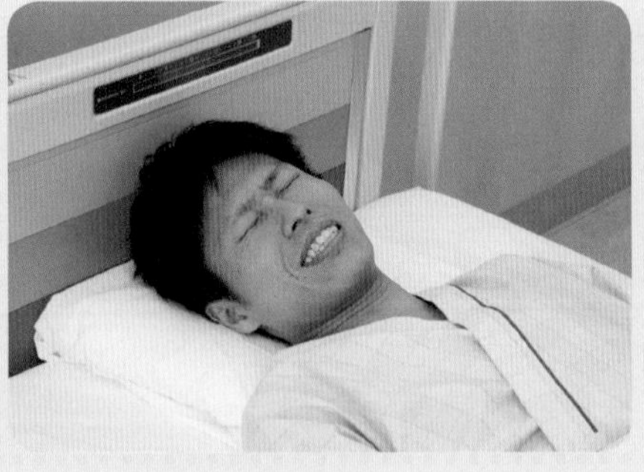

症状のスケール例
［Lorish CD, Maisiak R：The face scale：a brief, nonverbal method for assessing patient mood, Arthritis Rheum 29：906-909, 1986］

ワンポイント

● **薬剤の変化は，薬の作用時間によって異なるので確認してから患者に伝えましょう**

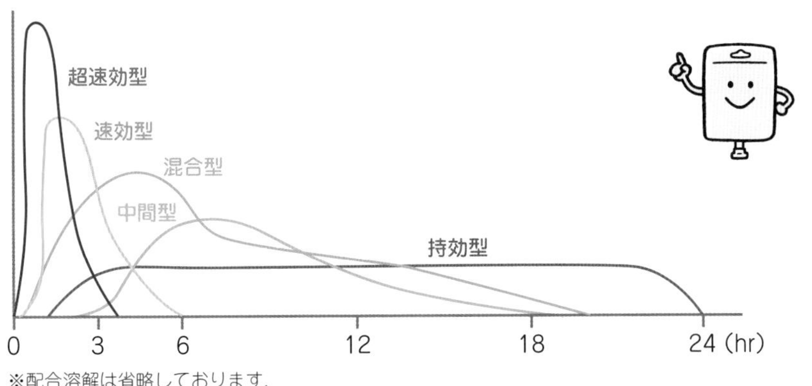

薬剤の作用時間
［小田原雅人（監）：糖尿病といわれたら，p.15，サノフィ株式会社，2019より許諾を得て掲載］

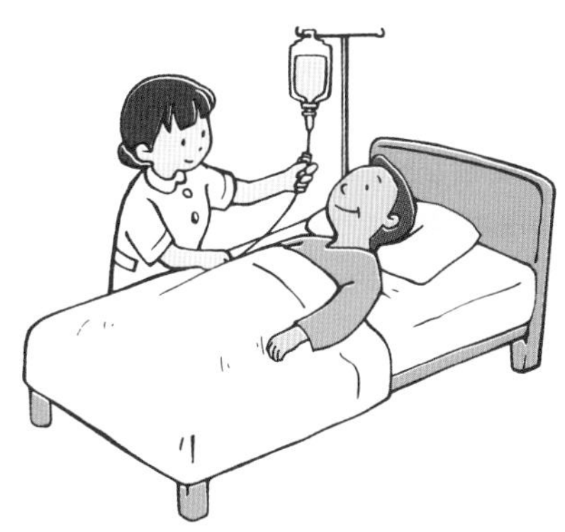

B　看護師の役割②　ルートの管理

患者の状態を観察しながら輸液療法を行いますが，輸液が確実に投与されるようにルートを管理することも看護師の重要な役割となります．

ルート管理のポイントは主に，①「輸液速度・時間・ルート選択の確認」，②「自己抜針の予防」，③「事故抜去の予防」となります．

1　輸液速度・時間・ルート選択の確認

- 輸液の効果を最大限に発揮させるため，患者の状態に合わせて投与速度，継続時間を調整する必要があります．
- また，輸液製剤の種類によっては輸液ポンプやシリンジポンプの使用，それに合わせた投与ルートを検討します．予定量・積算量の確認はもちろん，予定通りの投与ができているか確認しましょう．また，機器自体のトラブルにも注意しましょう．

輸液速度・時間

- たとえば，栄養剤などの輸液製剤を24時間かけて輸液ポンプを使用して投与する場合には，輸液ポンプ専用の輸液セットを使用します．
- 電解質補正のように数mLずつ少量での投与を行う場合には，シリンジポンプを使用するためシリンジに延長チューブを使用します．
- 抗菌薬や少量の水分補正であれば，数時間での投与になるので，通常の輸液セットを使用します．
- 通常の輸液セットにも，微量調整ができるもの（一般用は20滴で1mL，微量投与用60滴で1mL）もあるため投与速度で選択します．
- 積算量を確認して予定通りの投与ができているか確認しましょう．

ワンポイント

- 投与速度や投与ルートなど医師から指示がある場合でも，ただ指示のまま輸液を実施するのではなく，患者の状態に合わせて最適な方法かどうか常に検討しましょう．
- 栄養剤などは必要量を24時間かけてゆっくり投与し，脱水など循環血液量が減少している場合には，短時間で指示量を急速に投与する場合が多いです．
- また薬液によっては，最大注入速度が定められているものもあるため，製剤の作用と患者状態を観察し，指示量の投与で問題がないか確認します．

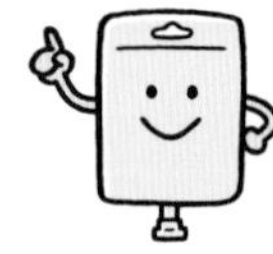

ルート選択――PVCフリーを選ぶかどうか

- 輸液製剤によっては，使用するルートに制限がある場合があります．もっともよくみかけるのが，PVCフリーという言葉です．PVCとはポリ塩化ビニルのことです．この素材は，柔軟性や耐久性に優れているため，臨床で広く使用されています．
- しかしポリ塩化ビニルは，材質中に可塑剤としてDEHP（フタル酸エステル）が添加されており，薬剤によってはDEHPが溶出してくる可能性があります．そのような薬剤を使用する場合，PVCフリーの輸液セットを使用します．

PVCフリーのセットを使用する薬剤（一部）

イントラリポス®輸液10%・20%	（PVCを）避けることが望ましい
エルネオパ®NF1・2号輸液	避けることが望ましい
ケイツー®N静注10mg	避けることが望ましい
フルカリック®1・2・3号輸液	避けることが望ましい
1%，2%プロポフォール注「マルイシ」®	避けることが望ましい
ベネフィクス®静注用1000	使用を避けること
リプル®キット注10μg	避けることが望ましい
ロピオン®静注50mg	避けることが望ましい

2 自己抜針の予防

- 自己抜針のリスクは，患者の活動や認知レベルによって違ってきますが，まずは基本的な対処が必要になります．自己抜針を予防するためには，注射針，ルートを確実に固定することが重要です．
- 注射針の固定は，使用する固定用のフィルム材によって若干の違いがありますが，注射針の固定を確実に行う，フィルム材を密着して貼る，ループを作り引っかからないように固定することです（☞116ページ）．
- また，認知レベルの低下やせん妄状態にある患者は，自己抜針のリスクが高くなります．そういった患者に対しては，ルートを袖の中に通して襟(えり)側から出るように固定すると視界に入りにくくなります．歩行可能な患者では難しいかもしれませんが，ベッド上にいる場合には効果的です．
- また，刺入部を包帯やタオルで覆う方法もよいでしょう．刺入部が観察しにくくなるため，定期的に観察するようにしましょう．患者状況に合わせて複数人で観察するなど，倫理観を持ちながら創意工夫していくとよいでしょう．
- 患者の認知レベル，夜間の睡眠状況，ADLなどによっては，医師に輸液の投与速度や継続時間を相談し，安全な輸液製剤の投与やサーカディアンリズムを整える働きかけが必要な場合もあります．

3 事故抜去（配置の工夫）

● 自己抜針のリスクが低い患者でも，動いたりしたときに何かに引っかけて抜けてしまうことがあります．活動状況に合わせてほかのルート類やベッド柵に引っかからない位置にセットしましょう．実際に患者に動いてもらい，適切な状況にできているか評価するとよいでしょう．

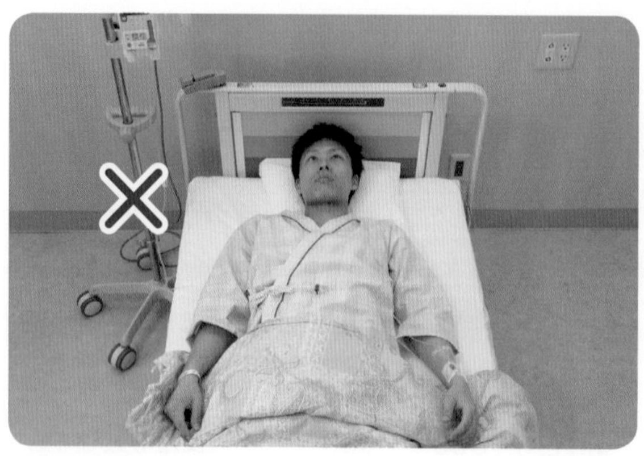

好ましくない位置

ワンポイント

● ルート穿刺部の変化，ルートの屈曲や閉塞などがないかを確認しましょう．

● 投与中は体位や体動によりルートの屈曲や事故抜去のリスクが増しますので，患者に適宜輸液療法の必要性や注意点などを伝えて，自身でも気をつけてもらうように促しましょう．

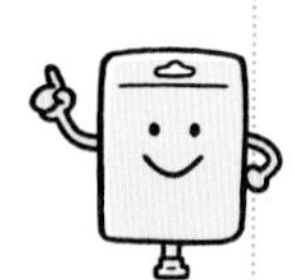

C 看護師の役割③ 医療事故の防止──徹底した防止策を！

1 医療事故につながる場面とは

- 臨床の場面では，複数の患者を担当し，輸液以外のケアも行いながら実施しなければなりませんが，ときには一連の流れを中断し，ほかの作業に移行しなければならないことも多々あります．このような状況が多くの医療事故につながっています．医療事故の中でも与薬の事故は頻度が高く注意が必要です．
- 与薬事故で多い原因は，①指示内容の思い込み，②確認作業がセルフチェックのみ（ダブルチェックしない），③準備時の作業中断などです．
- ①指示内容の思い込みが発生しやすいのは，点滴指示量が長期にわたって同じであったものが変更になったときなどです．薬剤自体の間違いもありますが，同じ薬剤の指示量変化を見落とすことも多くみられ，とくに後者は思い込みで発生します．
- ②確認作業がセルフチェックのみとなるのは，病棟が忙しい時間帯に起こります．とくに夜勤で人数が減る時間帯や各施設の入院患者の来院時間や検査など，患者の移動介助が多い時間帯は注意が必要です．
- ③与薬準備の最中に話しかけられることなどにより作業を中断した場合，再開する際に必要な確認ステップをとばしてしまうおそれがあり，事故の原因となります．
- 以上のリスク要因を取り除くために，下記の6Rを徹底させる必要があります．

2 6Rを徹底する

- 輸液療法時の事故防止は，指示出し・指示受けの取り決めの順守，フルネームによる患者確認，確認時の指さし呼称，6R（具体的な確認事項）などがあります．
- 輸液療法に関する誤りは，重大な医療事故に結びつく可能性が高いため，ルールを順守した実施が必要不可欠です．

6Rの確認内容
ダブルチェック，指さし呼称も実施する

正しい患者（Right Patient）	フルネームでの確認，リストバンドでの照合など
正しい薬剤（Right Drug）	薬剤名，規格（容量や濃度）など
正しい目的（Right Purpose）	指示薬の効果と患者状態の確認など
正しい用量（Right Dose）	指示薬剤の本数，単位など
正しい用法・経路（Right Route）	投与ルート，配合変化など
正しい投与時間（Right Time）	指示日，実施日，実施時間，投与時間など

- 輸液療法実施前には，①正しい患者（Right Patient），②正しい薬剤（Right Drug），③正しい目的（Right Purpose），④正しい用量（Right Dose），⑤正しい用法・経路（Right Route），⑥正しい投与時間（Right Time）の6Rを確認してから実施しましょう．
- また近年多くの施設では，輸液や患者のネームバンドにバーコードを表示し，医療用端末（PDA：Personal Digital Assistant）を活用して輸液製剤や患者を確認するシステムが整っています．

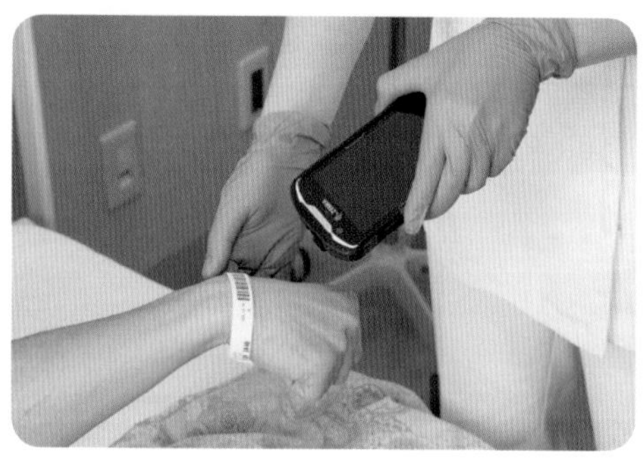
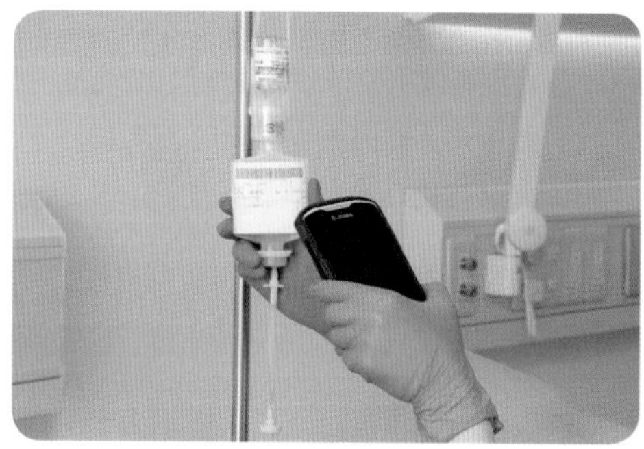

PDAでの患者確認

患者のネームバンド上のバーコードと薬剤に付されたバーコードをPDAで確認・照合することで，薬品取り違えなどの事故防止の徹底化を図る．

第3章 輸液の実際

いよいよ第3章では，輸液の実際として，具体的な手順をみていきましょう．

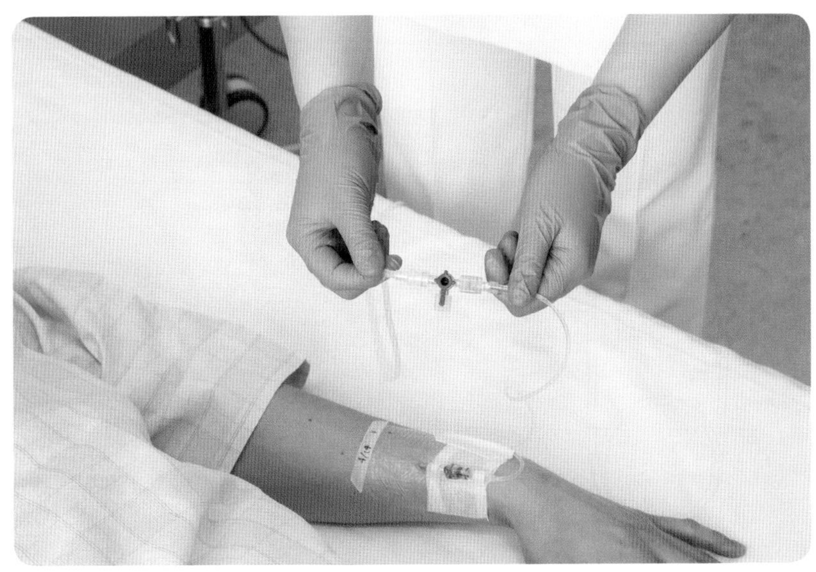

A 輸液の準備

医師から指示された輸液製剤は，どのような投与速度で投与するか，種類に応じて検討する必要があります．投与速度や継続時間によっては，輸液ポンプやシリンジポンプを使用する場合もありますし，それに合わせて使用するルートを選択しなくてはいけません．また，輸液製剤の種類によっては，投与方法や使用するルートに制限がある場合もあります．

1　投与方法と物品の選択

●輸液療法で使用する物品は，投与方法によって大きく違ってきます．

短時間で終了する場合は「クレンメ」での調節

●短時間で投与を終了する輸液であれば，輸液セットの選択を行いクレンメで投与（滴下）速度を調節します．主なものとして，抗菌薬のような間欠投与の薬液があげられます．そのほかに，水分補充を目的にした輸液を投与する場合など，厳密な投与時間の設定が必要ない場合にもクレンメの使用で十分管理できます．

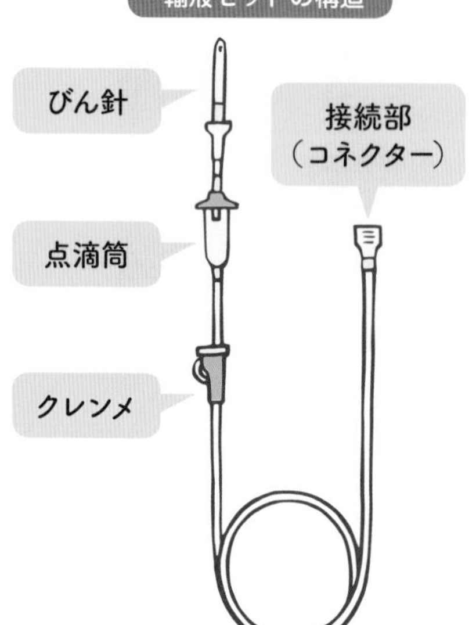

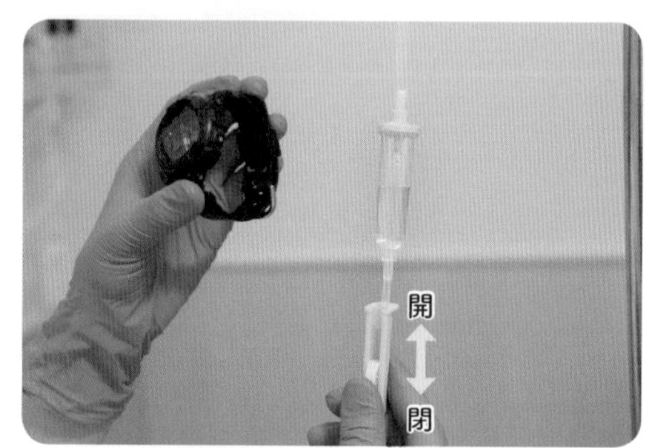

クレンメの開閉によって投与（滴下）速度を調節する

長時間かけて投与する「輸液ポンプ」

●経口摂取が困難な患者に高カロリー輸液（中心静脈栄養の実施）を長時間かけて投与する場合や，腎機能障害のある患者にハイドレーション*を行う場合など，時間あたりの投与量を正確に調整する輸液であれば，輸液ポンプを使用して投与します．輸液ポンプは1mL/時から流量の調整が行え，輸液バッグに専用の輸液セットを接続することで使用可能です．通常点滴スタンドに接続して使用します．

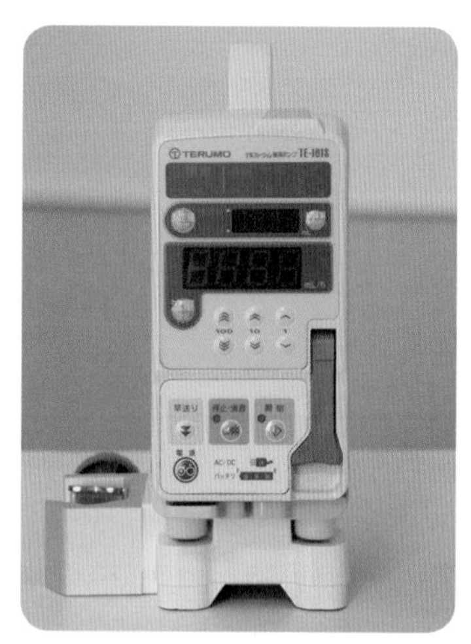

輸液ポンプ

* ハイドレーションは補水を意味します．投与する造影剤や薬剤によって腎臓の糸球体や尿細管にダメージを与えることがあります．それによる腎機能の低下を予防するためと補水による腎血流を増やして尿量を確保する目的があります．

微量の点滴を正確に投与する「シリンジポンプ」

- 昇圧薬，降圧薬，電解質補正，鎮痛・鎮静薬の投与など，微量の点滴を正確に投与する場合には，シリンジポンプを使用して投与します．シリンジポンプは0.1mL/時から流量の調整が行え，薬液をシリンジに吸引するか，すでに薬液が満たされているシリンジ製剤を使用します．

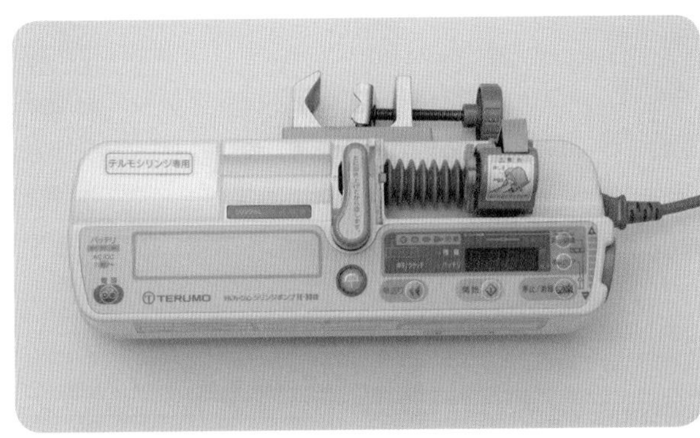

シリンジポンプ

- ポンプ類は正確な量の薬液を投与するために使用します．定期的に点検されているポンプの使用方法を正しく理解し使用しなくてはいけません．

2 輸液の混合（ミキシング）の方法

- 輸液療法には，①あらかじめ薬剤を注入するなどして単体の輸液製剤を投与する場合と，②2つ以上の薬剤・輸液製剤を同時に混合・注入させる場合に大きく分けられます．
- 単体の輸液製剤の準備では，隔壁を開通させる必要があるものや薬剤を溶解して使用するものなどもあります．2つ以上の薬剤を混合させて準備する場合には，シリンジなどを使用して混合させる場合や連結管を使用して混合する場合などがあります．
- それぞれ注意点を理解して準備し安全に実施しましょう．

輸液製剤の隔壁の開通

1 隔壁を開通させます.

臨床の実際

- 輸液製剤の中には，ダブルバッグになっていて，投与準備時に隔壁を開通し薬液を混合させて投与するものがあります．ダブルバッグにより，混合時の事故発生，細菌や異物混入などの防止効果が上がる一方で，隔壁の未開通という事故が発生しています．手順を確認し確実に隔壁を開通させ投与しましょう.

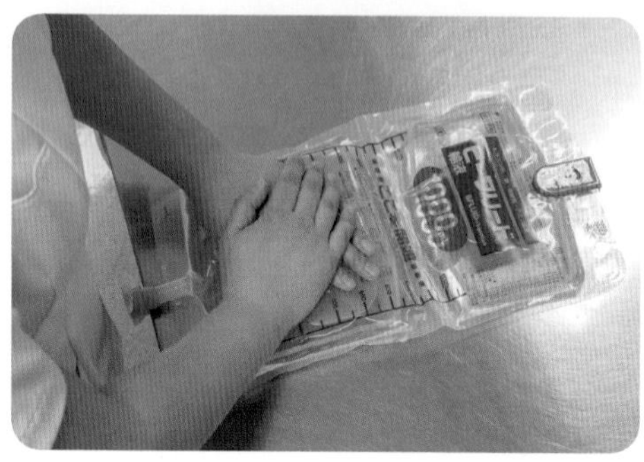

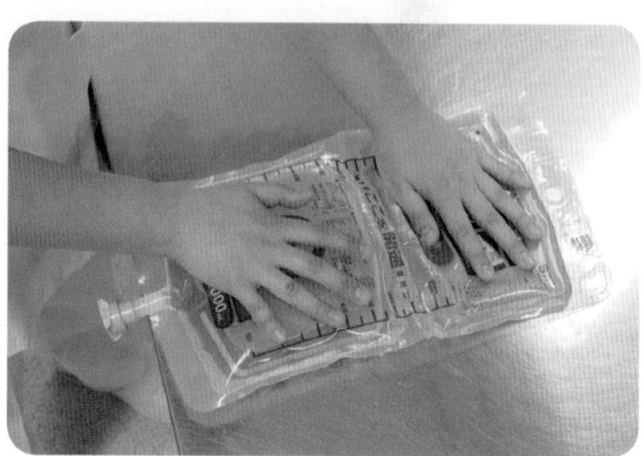

片側を押して開通させる（左），両側から押して開通させる（右），という2通りがある.

2 隔壁の開通後，薬液交互に押して混合させ薬液の行き来を確認をします．確認できたら，つり下げ用の穴などに貼ってある開通確認シールを剥がします.

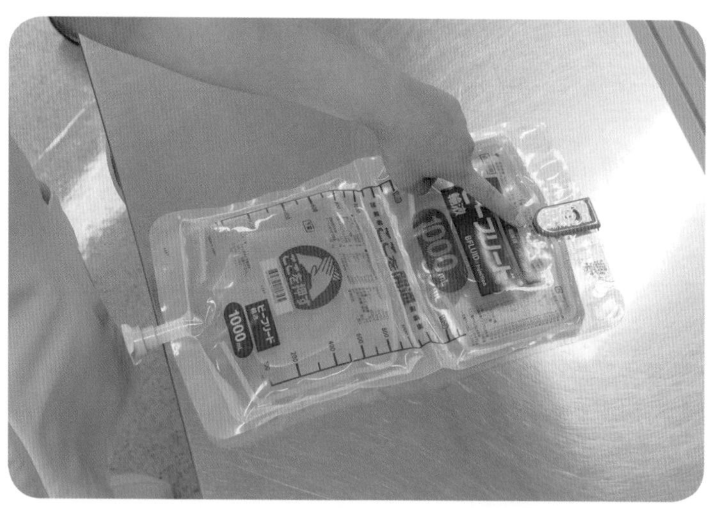

単体の輸液の混合―2

薬液の溶解

1 指示書の確認をします．確認事項は6R（正しい患者，薬剤，目的，用量，用法・経路，時間）で確認します．

臨床の実際

- 輸液製剤の中には，粉末状の薬剤を専用の溶解液で溶解し使用するものがあります．正しい方法で溶解しないと薬効が失われる薬剤もあるため，必ず手順に沿って実施します．

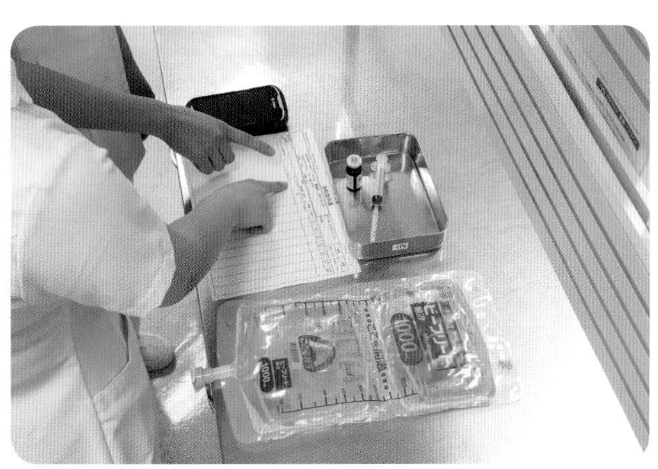

2 シリンジを挿入します．

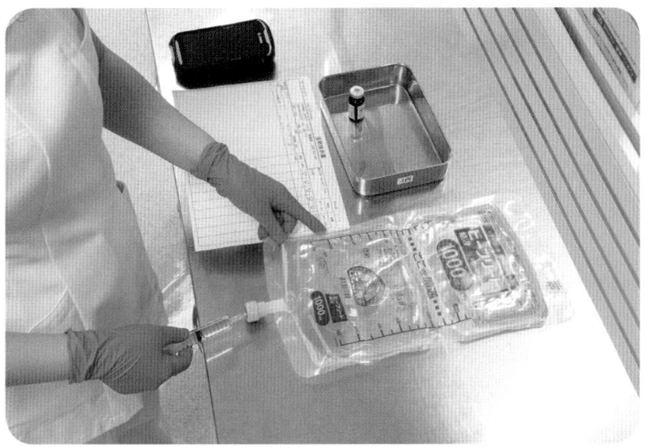

ゴム栓の挿入部位に注意する（同じ部位で抜き差しすると劣化して薬液が漏れる，☞43ページ）．

3 バイアルから薬液を吸い取ります.

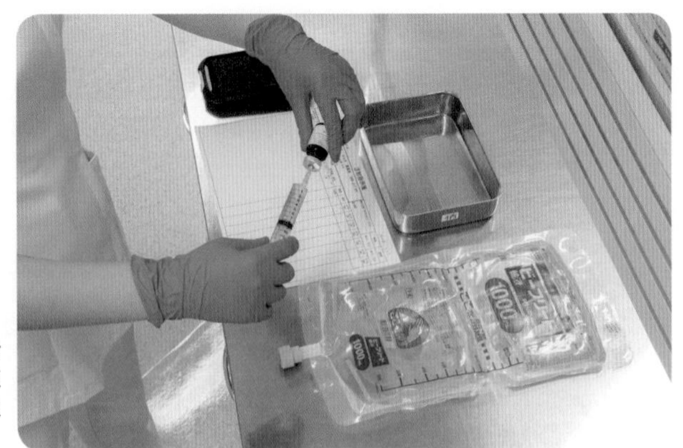

バイアルの場合は，陰圧で薬液が吸えないので，薬液量と同等程度のエアーを注入し薬液を吸引する.

4 輸液バッグに注入します.

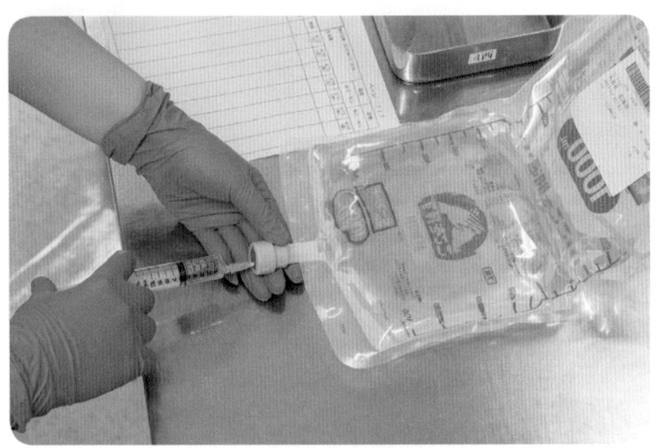

5 注入完了後，針捨てBOXに注射針を廃棄します.

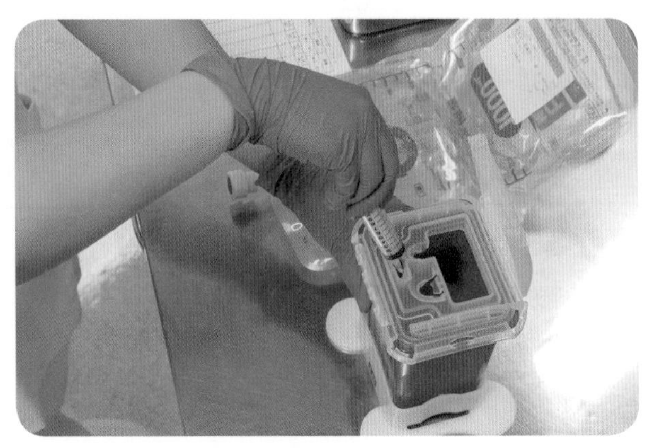

単体の輸液の混合—3

バイアルを直接接続する専用ボトルを使う

- 抗菌薬などバイアルの薬剤を使用する際には，溶解液をシリンジで吸ってバイアルに注入し溶解する場合と，バイアルを直接接続できるボトルを使用する場合があります．
- 専用ボトルを使用すると，溶解時の針刺し事故などの予防効果が高まるので，使用可能であれば専用ボトルを選択します．

1 指示書を確認します．

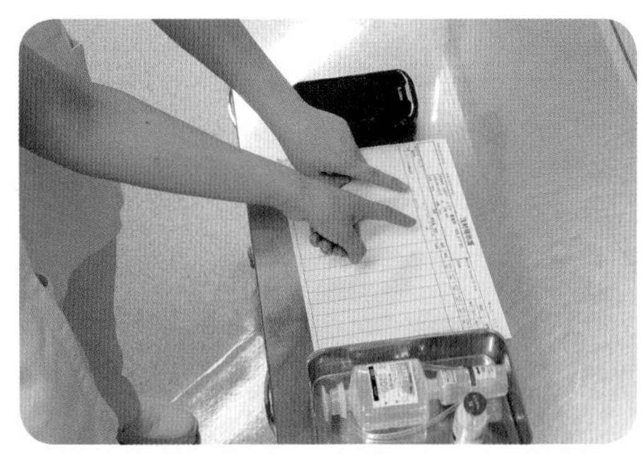

確認事項は6Rで確認する．正しい患者，薬剤，目的，用量，用法・経路，時間．

2 矢印の方向へ回してキャップを取ります．

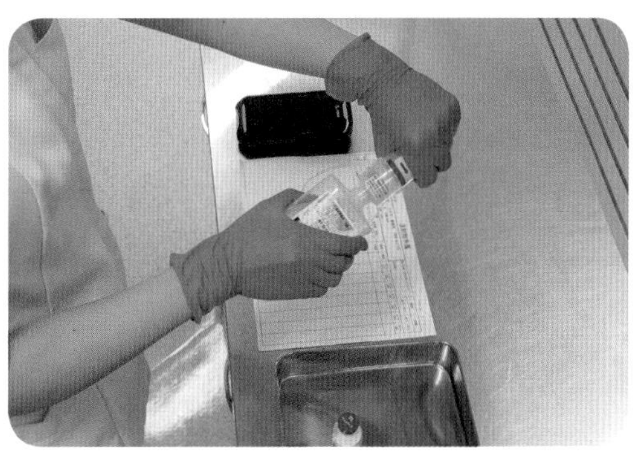

3 バイアルを装着します．

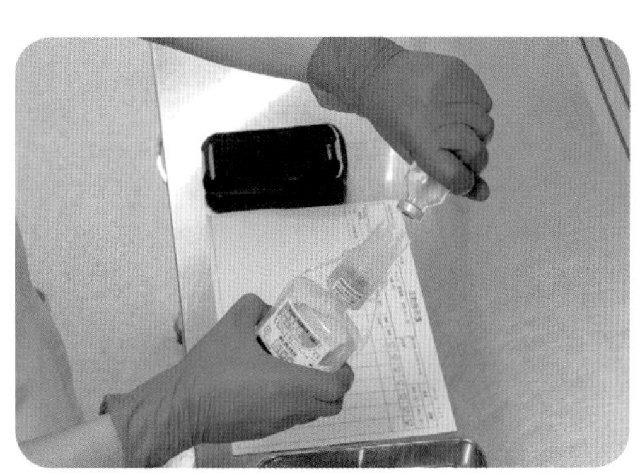

接続が浅いと薬液が漏れるので，確認する．

4 しっかりと差し込みます.

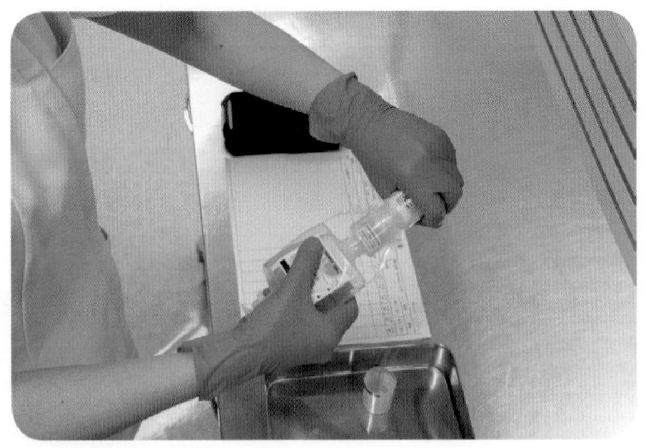

5 ボトルとシリンジを前後に傾けることで，薬剤を混ぜ合わせます.

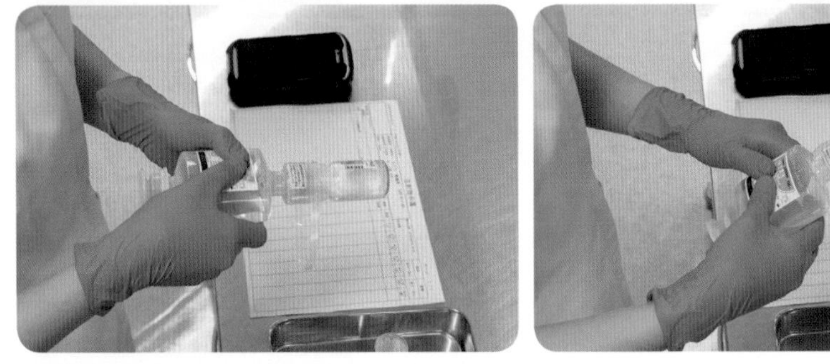

混ぜ合わせる際にバイアルが外れそうな場合は，バイアルも押さえる.

6 バイアル接続タイプは外しません.

完全に移し終えたことを確認する.

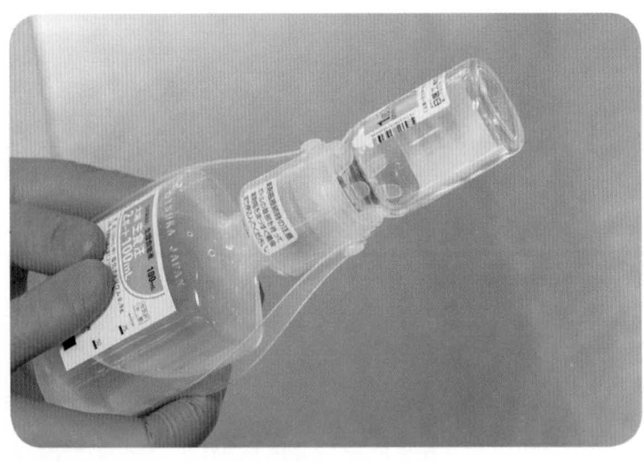

2つ以上の輸液・薬剤の混合―1

投与中の輸液バッグに薬剤を混合する

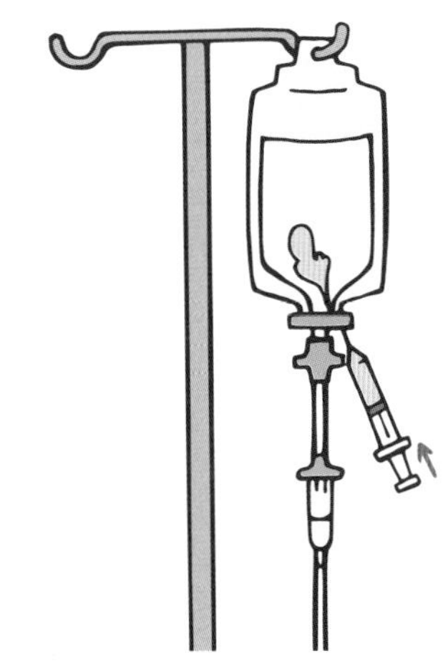

注入口（混注口）からシリンジで注入する

臨床の実際

- 輸液バッグに電解質やビタミン剤などを混合する場合があります．多くの場合は混合する薬液をシリンジに吸い輸液バッグに注入します．バッグに専用の注入口がある場合がそこから注入します．
- **混合する薬液が複数本ある場合**には，繰り返し針刺しすることにより輸液バッグのゴム栓が破損し（ゴム栓が破損すると薬液が漏れてくる），また細菌などが混入するおそれがあります．それらを予防するために複数の薬剤を同一のシリンジで吸って一箇所にまとめてから一度に注入します．同じくゴム栓の破損を防ぐため混入時の刺し込みと輸液ルートの刺し込みが同じ個所にならないように注意します．

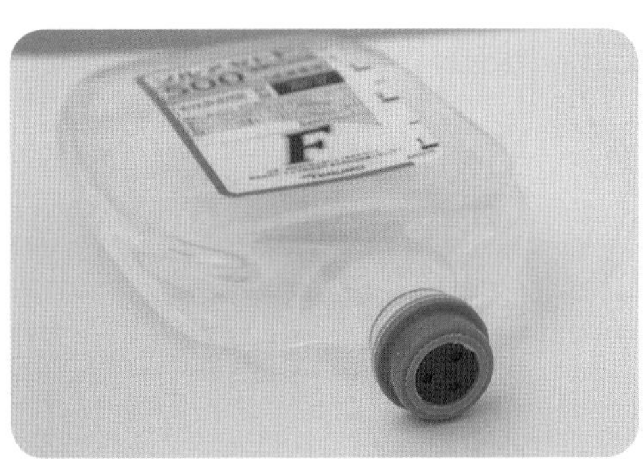

輸液バッグの刺し込み口

同じ場所を繰り返し針刺ししないように印分けされている．

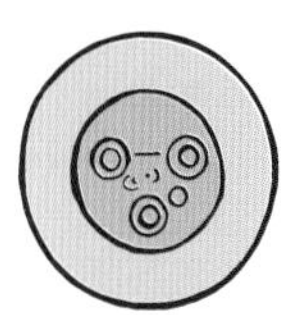

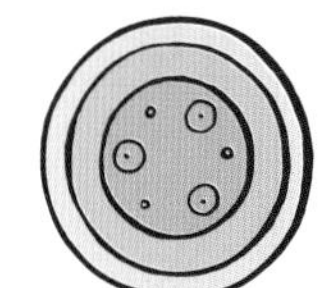

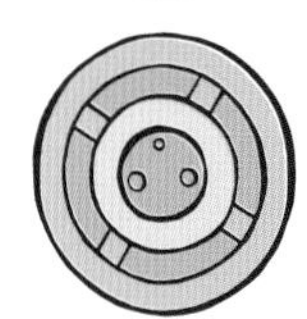

ゴム栓（さまざまな形状がある）

複数の輸液バッグを混合・注入する

1）同じ種類の輸液バッグを混合する場合

● 同じ輸液製剤を複数本投与する場合には，輸液製剤を混ぜ合わせる必要がないため連結管を使用して投与します．輸液製剤を追加・更新する場合には，輸液セットを接続してない連結間で接続しているほうのバッグを更新していきます．

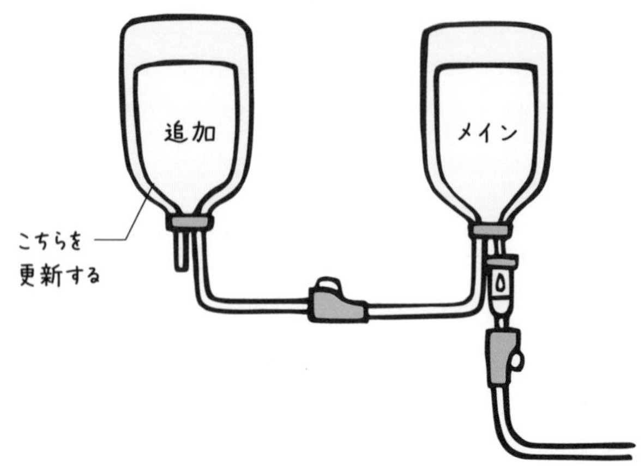

連結管と輸液バッグの連結と更新

2）異なる種類の輸液バッグを混合する場合

● 異なる種類の輸液製剤を混合して使用する場合には，薬液をバッグ内で混ぜ合わせる必要があるため連結管を使用しどちらか一方のバッグに薬液を集めます．バッグの容量が少なく全量入らない場合には，専用の輸液バッグにすべてを入れて混ぜ合わせます．

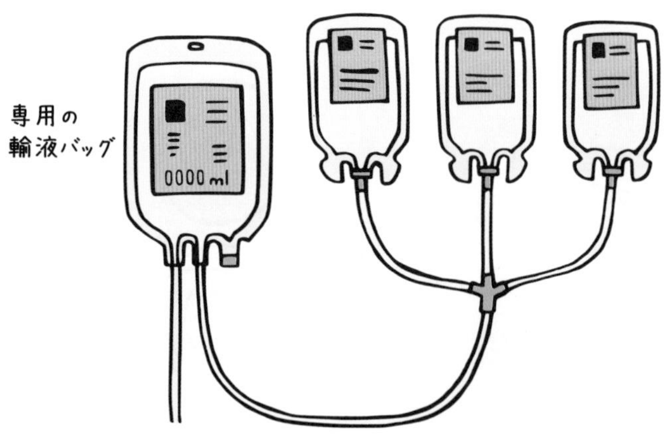

輸液バッグを使用した混合

B 静脈ラインの確保

輸液療法を行う上で必ず必要になるのが，静脈ラインの確保です．一般病棟などで静脈ラインを確保するために，多く用いられるのが末梢静脈カテーテルや中心静脈カテーテルです．そのほかには，腕から挿入するPICCカテーテルや血液浄化療法に使用するブラッドアクセスカテーテルの側管ルートを使用する場合もあります．それぞれ患者状態，治療方針，使用する輸液製剤などから検討し選択します．

静脈ラインの確保—1

末梢静脈ラインの確保

- 末梢静脈ラインは，多くの場合両上肢の前腕の静脈を使用し確保します．個人差はありますが，上腕を駆血させることで血管が怒張し低侵襲で確保が可能です．そのため，臨床のさまざまな場面で使用されており，もっとも身近なラインです．
- 管理方法は，感染予防の観点から72時間での入れ替えが必要ですが，低コストであり使用開始や終了も容易に行えます．輸液を投与していない場合には，刺入部が観察できるフィルム剤を使用し，全体をビニールで覆うことで，シャワー浴なども可能であり，入院生活上の制限が比較的少なくてすみます．しかし，高濃度の輸液製剤を使用する際には，血管痛や血管炎のリスクや，輸液製剤の種類によっては血管外漏出により皮膚損傷のリスクがあるため使用できない場合もあります．
- また，中心静脈ラインなどほかの静脈ラインと比べると，血管が細く太いカテーテルが挿入できないため，輸液速度に限界があることや，上肢の屈曲によって滴下速度が変化するリスクがあります．使用終了後や入れ替えなどで抜去する際には，用手的に圧迫止血することで止血も行えます．しかし，抗凝固薬を内服している患者は注意して止血を確認します．

1 使用物品を確認し準備します.

臨床の実際

- 末梢静脈ラインの確保は看護師のみでも実施可能です. 使用物品の準備が不十分であると, 処置が中断し, 患者への負担ともなります. 施設内のマニュアルに合わせて準備しましょう.

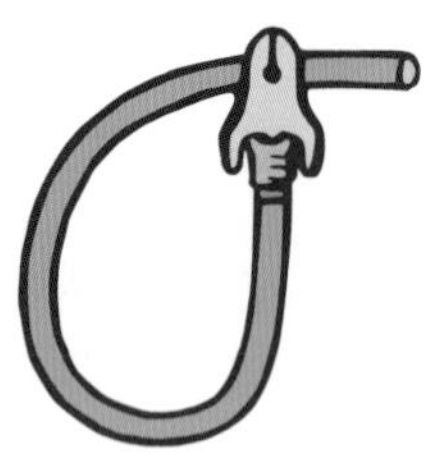

駆血帯（アレルギーがある場合にはラテックスフリーのものを使用）

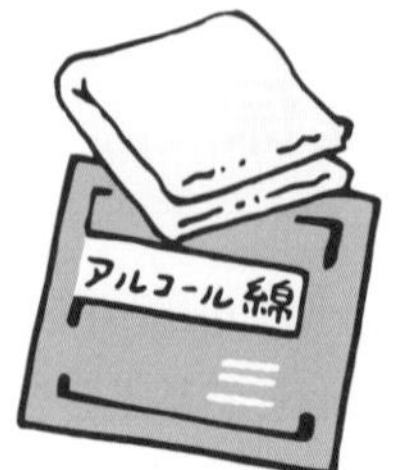

アルコール綿（穿刺前の消毒用だけではなく, 失敗した場合の止血用も含めて多めに）

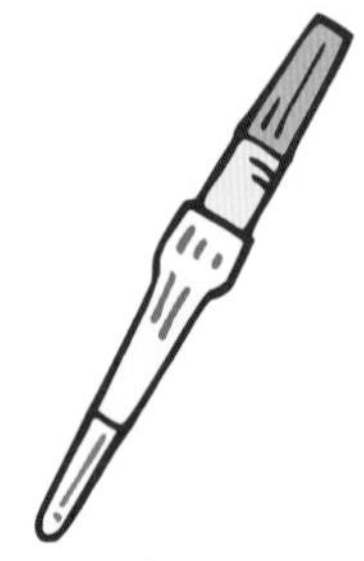

静脈留置針（患者の血管に合わせて選択できるように, 複数のゲージを準備）

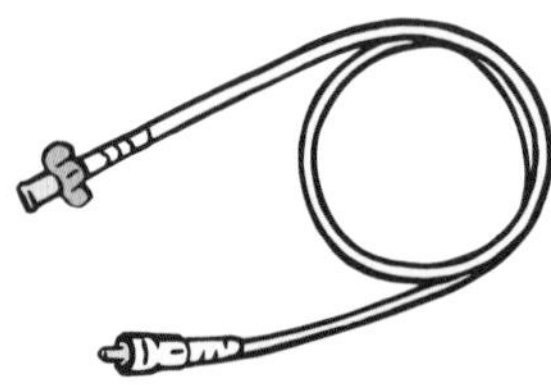

延長チューブ（生理食塩液やヘパリン加生理食塩液で満たして準備する）

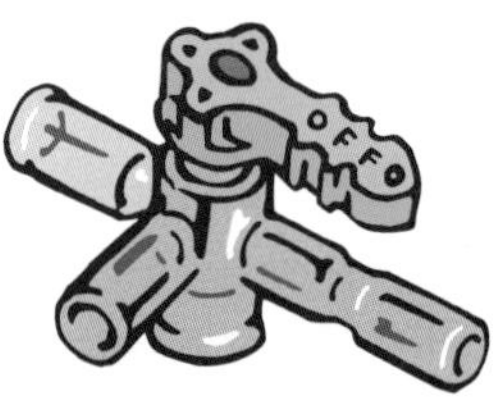

三方活栓（シュアプラグなどのコネクター）

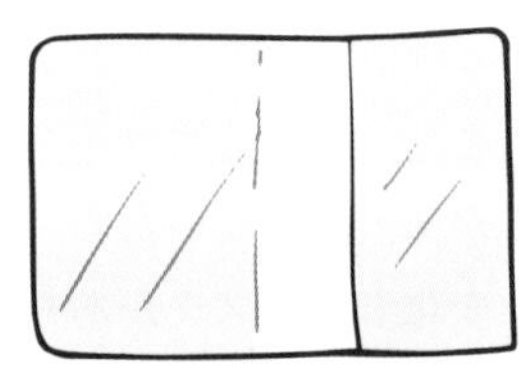

固定用のフィルム（確保後に穿刺部位が観察できるような透明のフィルムを準備）

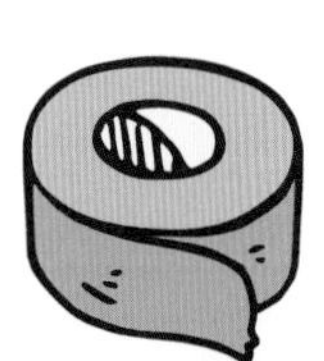

テープ（ルートの固定用と止血時の固定用も）

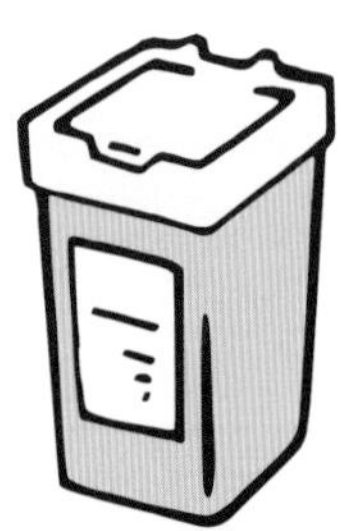

針捨てBOX（穿刺針が使用後に破棄できるように）

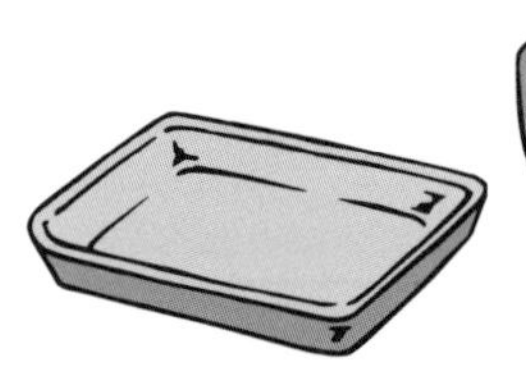

トレイ

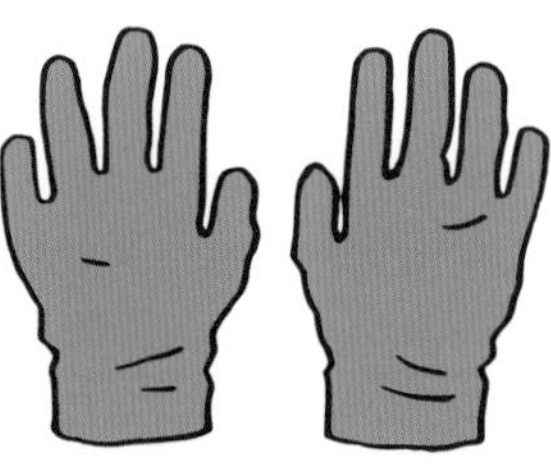

グローブ（自分のサイズに合った未滅菌ディスポグローブ）

2 患者に説明します.

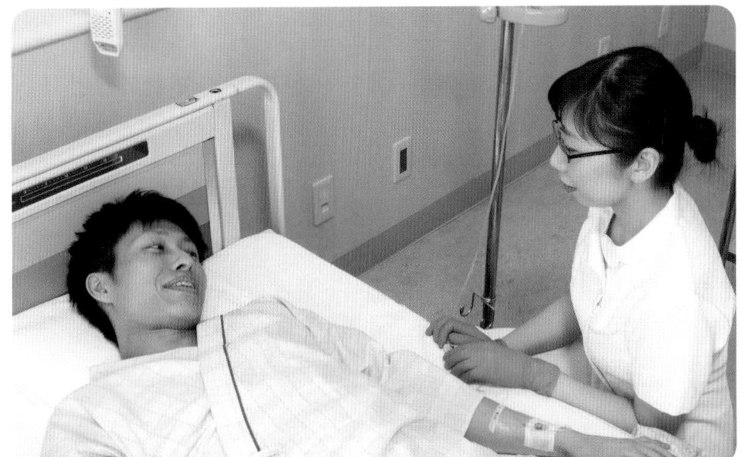

臨床の実際

- 患者に末梢静脈ライン確保の必要性を説明します. 通常医師から患者に対して, 治療方針に合わせて輸液投与についての説明があります. 可能であれば, 静脈ライン確保の必要性も説明してもらいましょう.
  ①看護師はベッドサイドで医師から輸液投与の説明があったことを確認し, 再度末梢静脈ライン確保の必要性を説明します.
  ②必要性の確認後, 処置の手順と起こりうる合併症について説明をし, 患者から同意を得ます.

静脈路確保時に起こる主な合併症

- 疼痛：穿刺時や針を進めるとき, 留置後に生じる
- 血腫：留置針が横にそれるなど血管外に貫通する場合に生じる
- 出血：疼痛や血腫形成後抜針したのちに穿刺部位から生じる
- 神経損傷：穿刺部位の周辺の神経に触れてしまうことにより生じる

③アルコールやラテックスなどのアレルギーや禁忌事項がないか確認します.
④疼痛や手のしびれなどの症状が出た場合には, 我慢せずに伝えるように説明します.
⑤処置にかかる時間を伝え, トイレなど事前に行いたいことがないか確認します.

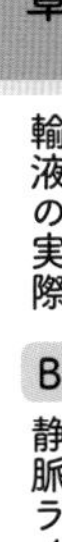

3 刺入部位を決める――利き手の確認，血管の選び方

臨床の実際

- 末梢静脈ラインは，**通常上肢に確保**します．また確保した末梢静脈ラインは，閉塞・出血・感染などがなければ72時間の使用が可能となります．そのため，日常生活において不自由になる部分，とくに利き手は動かす機会が多いため可能であれば避ける必要があります．輸液の投与が長時間に及ぶ場合はとくに注意が必要です．
- 次に**血管の選び方**ですが，駆血すると血管が隆起していて目視しやすい，血管に弾力・長さがあり蛇行してない，近くに神経が走行していない，血管が二股に分かれていて保持しやすいなどが刺入部の目安としてあげられます．
- これらの条件が満たされる血管を注意深く探します．また留置後の投与中のことを考え，手関節や肘関節の周囲を避けます．これは，関節の屈曲により輸液の滴下に影響を及ぼすためです．

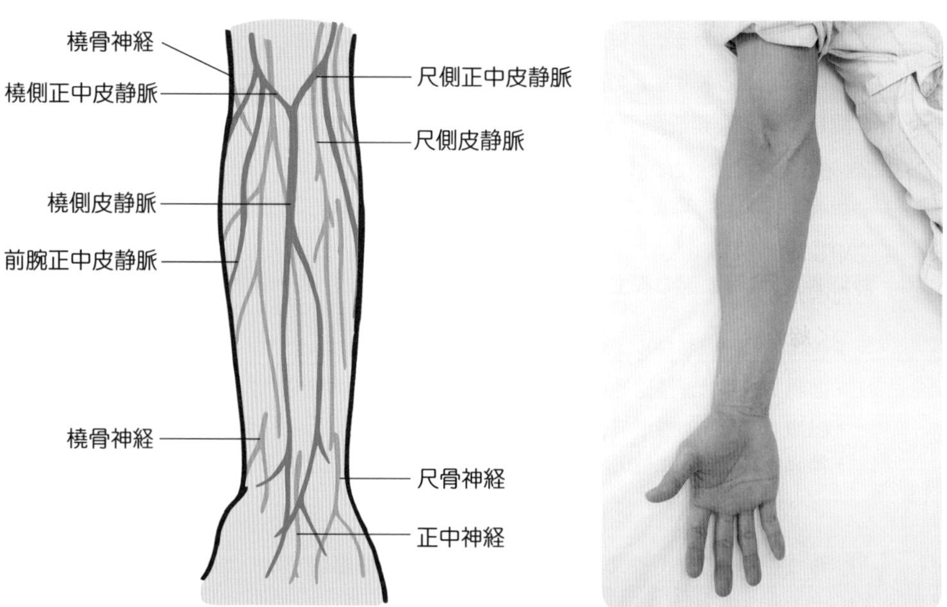

血管と神経の走行

利き手でない腕を選択し，多くの神経が走行する手関節や肘関節の周囲を避ける．
また，熱傷痕，アトピー性皮膚炎の部位，血腫・感染部位のほか，麻痺側やシャント側の腕も避ける．

4 挿入前に手洗いと手指消毒を行い，再度患者へ説明し，同意を得ます.

臨床の実際

- 末梢静脈ラインは，簡便であり使用頻度も高いですが，感染のリスクもあります. ほかの看護ケアと継続して行うことは避け，手指が不潔な状況で行わないように注意します.

5 上肢（下肢）中枢側（10cm 前後）に駆血帯を巻き，血管を選定します.

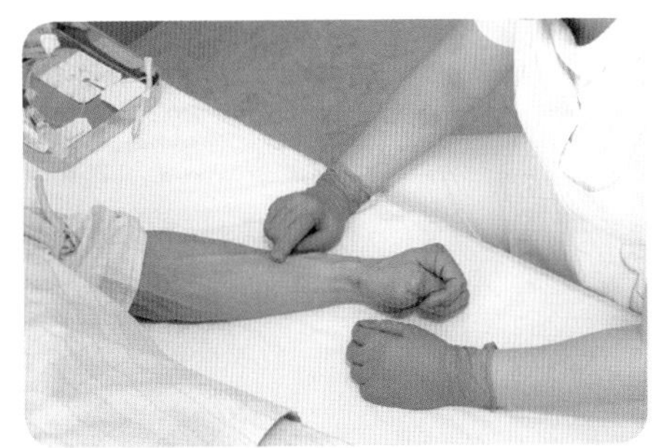

臨床の実際

駆血帯について

- ラテックスアレルギーの可能性を考慮し，ラテックスフリーの駆血帯を使用します.
- 駆血帯がすぐにほどけないか確認します.
- きつく締めすぎて苦痛がないか患者に確認します.

刺入部の選択について

- 刺入部の血管が隆起しているか確認します.
- 血管が皮膚と一緒に動く場合は刺入時に逃げる（動く）ので避けます.

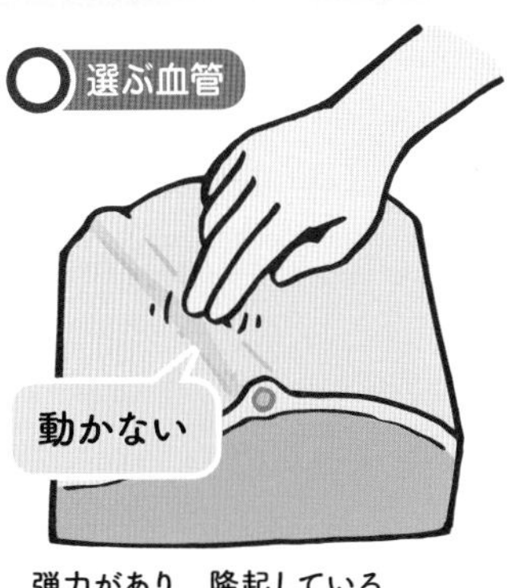

弾力があり，隆起している

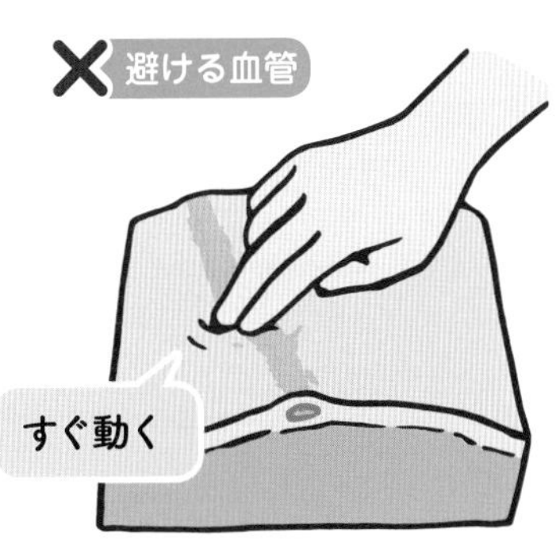

弾力がなく，皮膚といっしょに動く

6 刺入部が決定したら一度駆血帯をほどき，刺入部の位置を整え必要物品を準備します.

臨床の実際

- 必要物品で開封可能なものは，事前に開封します.
- 刺入する血管の状況から静脈留置針のサイズを選択します.
- 必要物品は手の届くところに配置します.

7 プラスチックグローブを装着し刺入部の中心から外側に向かって消毒します.

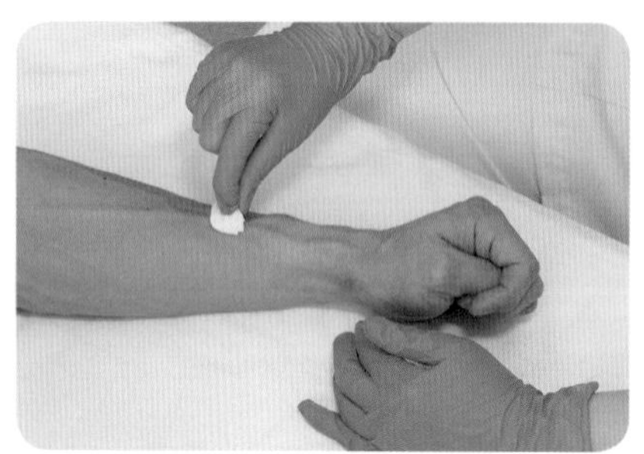

臨床の実際

- プラスチックグローブ（未滅菌で可）はフィットするサイズを使用し，血管確認の際などに指先の感覚を失わないようにします.
- アルコール綿により発赤など出現しないか, 使用可能かどうか確認します. 使用したアルコール綿は，外側に向かうのにともなって不潔になっていくため, 再度刺入部に触れないようにします.

8 刺入部を再度確認し，皮膚を伸展させて血管を固定し，静脈留置針を刺入します.

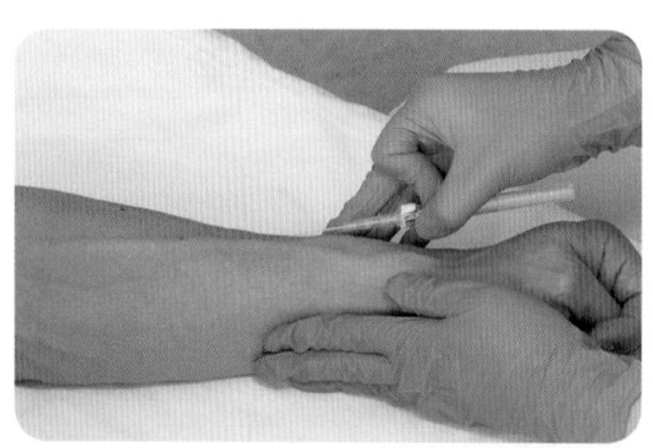

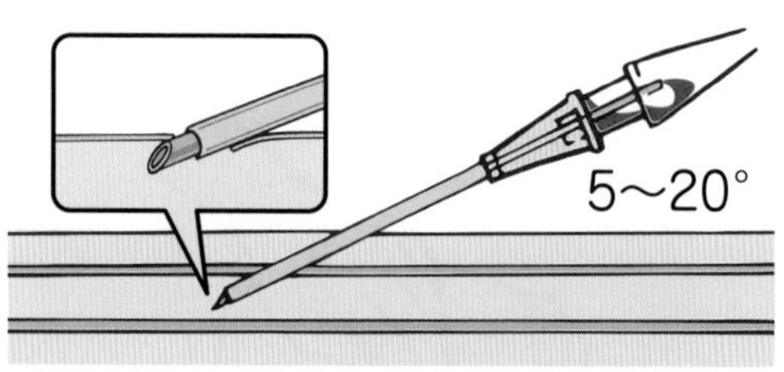

臨床の実際

- 刺入部に触れないように注意します.
- 刺入時に痛みやしびれがないか患者に確認します.
- 針を進めるときに，針の外筒に触れないように注意します.

9 血液の逆流が見られたら，針の角度を寝かせ数mm進め内針を保持しながら外針をさらに進めます.

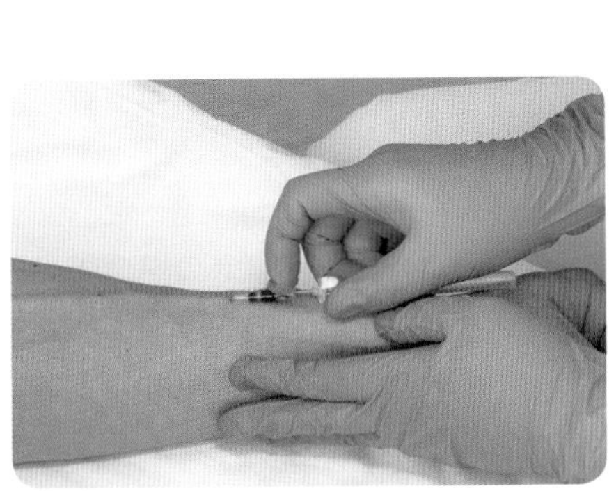

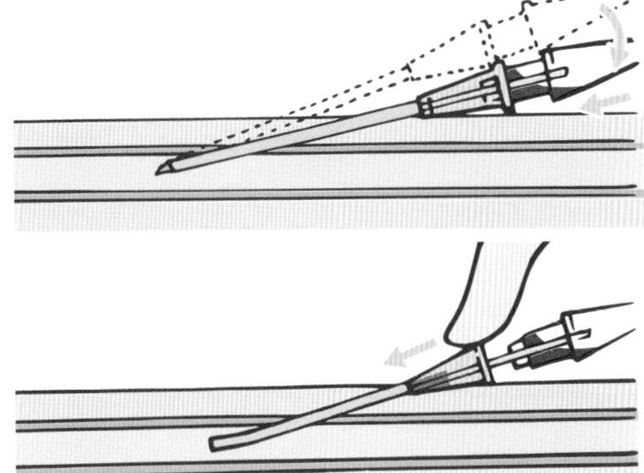

臨床の実際

- 外針を進めるときには，抵抗がないか確認します.
- 内針を保持するときには，針に触れないように注意します.
- 外針を進めるときに内針を収める安全装置がある場合には使用します.

10 駆血帯を外します.

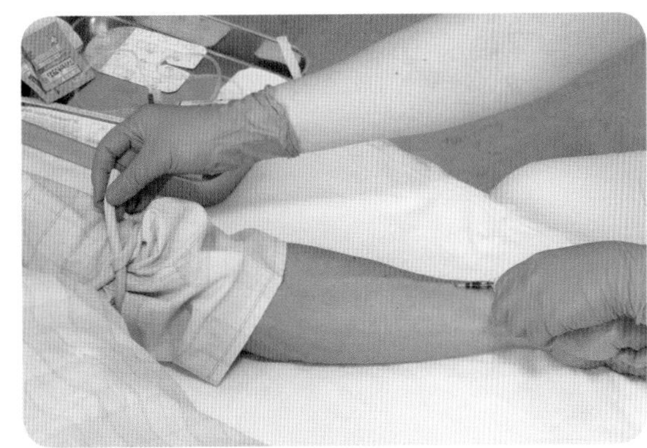

11 内筒を外します.

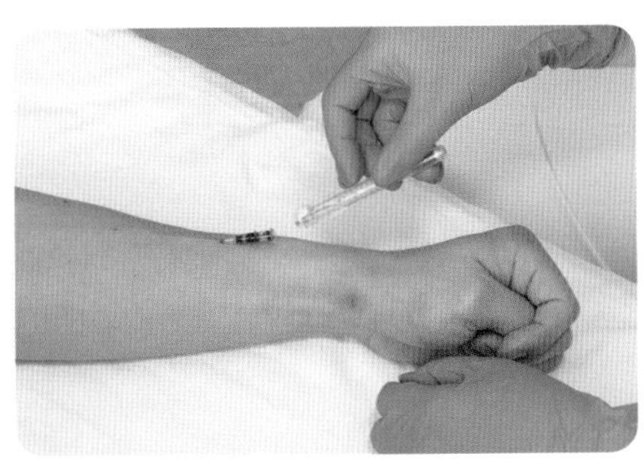

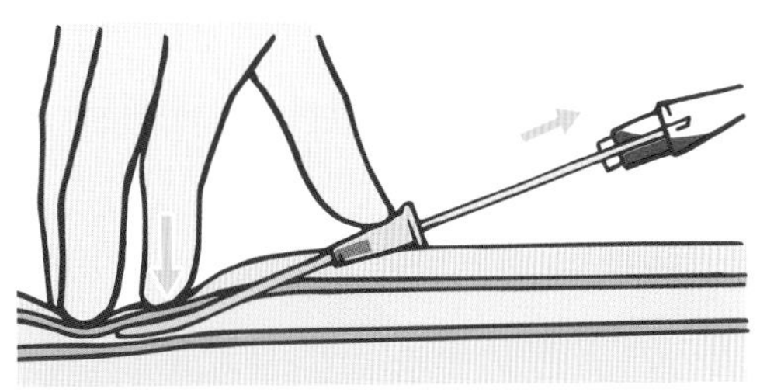

逆流防止弁がないタイプは，針先の血管を圧迫し血流の逆流を防ぐ.

12 延長チューブを接続します.

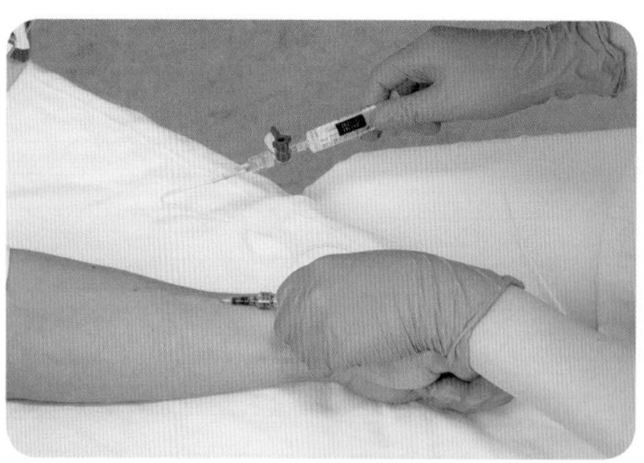

臨床の実際

- 接続に集中しすぎて留置針が抜けないように注意します.
- 接続時に留置針の逆血防止弁が解除されるので，血液が流れてシーツ汚染につながる可能性があるためフィルム材の外包などを敷いて予防します.

13 血管内留置を確認します.

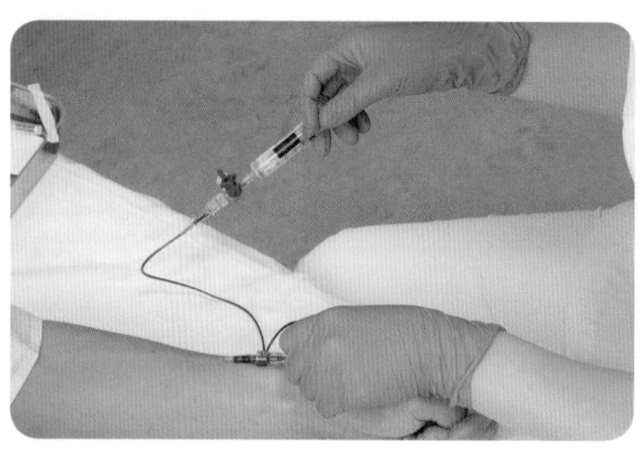

臨床の実際

- 逆血をもって正しく挿入されているか確認します.

14 逆血確認後フラッシュします.

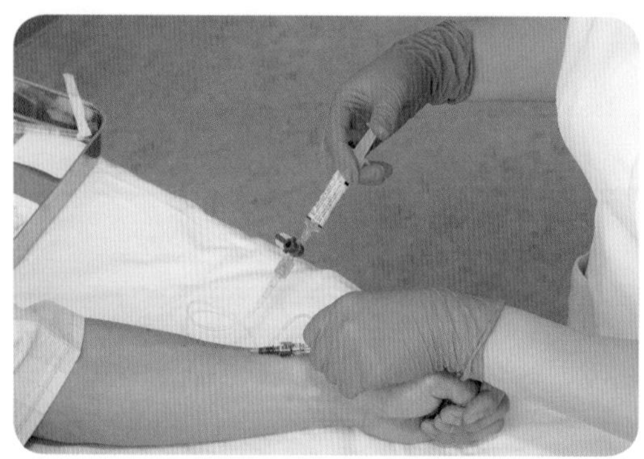

15 カテーテルでループを作り，刺入部が観察できるようにフィルムドレッシング材を貼って固定します．

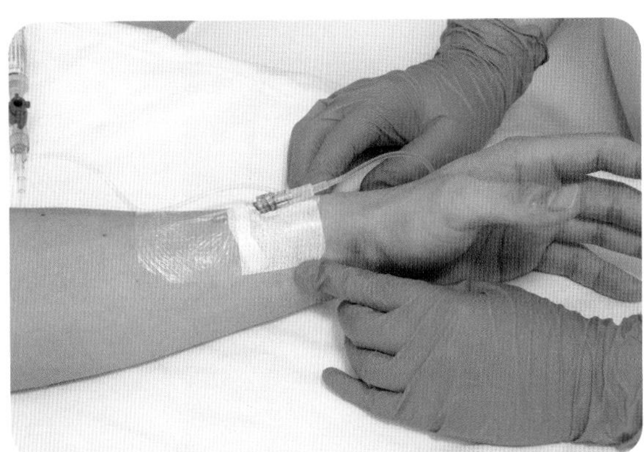

臨床の実際

- ループはカテーテルが折れ曲がりして閉塞しないようにゆとりをもたせます．
- ループは誤ってカテーテルが引っぱられて針の抜去など起きないように作ります．
- フィルムドレッシング材は清潔を保ちながら刺入部を中心にして貼ります．
- フィルムドレッシング材にエアーが入るとしわとなり刺入部が観察しにくくなるため注意します．

16 固定したテープに刺入日時を記載します．

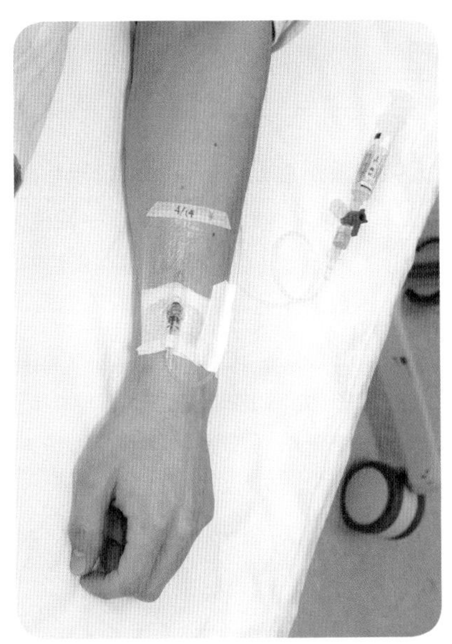

根拠

- 刺入日時を記載することで定期的（72時間）な交換日時が明確になり，静脈炎や感染の予防につなげることができます．

17 ルート管理の注意点を説明します.

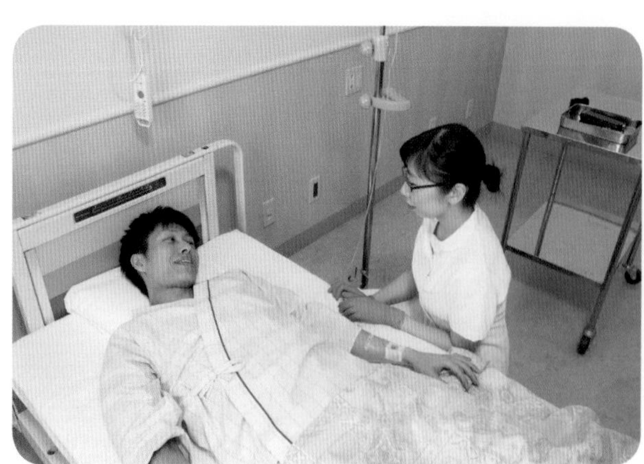

臨床の実際

- 患者に刺入部や固定位置に苦痛がないか確認します.

18 ルートの観察をします.

- 末梢静脈カテーテルは，感染予防の観点から刺入後72時間での抜去が推奨されています．貼付したテープに刺入日時を書き込み時間管理を行います．しかし，刺入部の疼痛や発赤などみられる場合には，ただちに抜去します．また，末梢静脈ラインの必要性がなくなった場合にもただちに抜去します．
- 感染の確認は，定期的な観察が必要になります．とくに刺入部の観察が重要になるため，透明なフィルム材を使用します．また，刺入している血管が炎症を起こすことがあるため，血管の走行に沿って発赤などがないか確認します．

静脈ラインの確保―2

中心静脈ラインの確保・管理

- 中心静脈カテーテルは，内頸静脈や大腿静脈など太い静脈からカテーテルを留置し静脈路を確保します（☞18ページ）．医師の手技によって挿入され，高カロリー輸液，電解質，昇圧薬など末梢静脈カテーテルから投与することができない輸液製剤を投与する際に使用するため，比較的重症度の高い患者に多く用いられます．
- 管理方法は，ガイドライン上挿入期間は定められていませんが，比較的長期間の使用が可能です．挿入は，医師が清潔操作で行い，看護師はその介助を行います．
- コストは使用するカテーテルによって違いはありますが，末梢静脈カテーテルの数十倍かかります．
- 挿入による合併症のリスクもあり侵襲度も高くなります．基本的には，刺入部の清潔を保ちフィルム材などを使用し観察します．投与経路などから細菌感染を起こしてしまうと，重篤な感染症となる場合があるため注意が必要です．

- カテーテルの種類によってルート数が違うため，使用していないルートがある場合には，閉塞しないように管理する必要があります．カテーテル内の内径も比較的太く，種類によっては複数のルートを使用することができるため，複数の輸液製剤の併用が可能になります．その際には，配合変化などに注意して投与します．使用中止時には固定の糸を切除し，圧迫止血を行います．最近では，刺入部からの空気流入による空気塞栓を予防するために，抜去後一定時間臥床安静します．万が一自己抜去などが起きた場合には，ただちにカテーテルの先端部を確認し，体内遺残していないか確認します．体内遺残した場合には，最悪の場合，開胸手術となる場合もあるため管理には十分な注意が必要です．

中心静脈カテーテルの接続

- 中心静脈カテーテルが確保されていたら，ルートの本数を確認します．ルートは多くの場合シングルからトリプルのいずれかになります．トリプルは，それぞれのルートの太さやカテーテルの先端が違うため，投与薬剤に合わせて選択します．

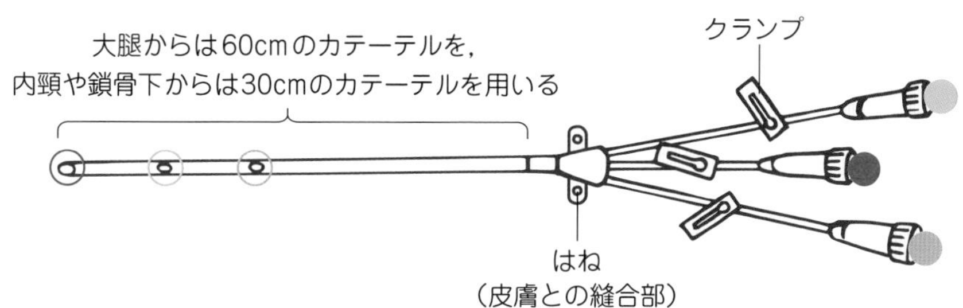

中心静脈カテーテル構造

- 接続前に，中心静脈カテーテルの観察点（☞54ページ18）にあげた，感染徴候の有無を確認します．刺入部に発赤や腫脹がある場合には，感染が疑われるため医師に報告し使用可能かどうかの判断を依頼します．
- 感染が疑われる場合にはカテーテルを抜去し，新たに挿入し直す必要があります．感染などのトラブルがない場合には，シリンジを接続し5mLほど吸引し逆血を確認をします．
- 逆血がスムーズに確認できた場合には，血液の中に血栓がないか確認し，輸液を接続します．基本的には，一番太いルートからメイン点滴を投与します．接続時には清潔な操作を徹底し，感染予防に努めます．
- 側管からの投与は，末梢静脈ルートと同様の確認をします．また投与開始後の観察も同様になります．

Column いろいろな中心静脈カテーテル

PICC ── 腕から挿入する中心静脈カテーテル

PICCは，腕の静脈から上大静脈までカテーテルを進めて留置して静脈路を確保します．カテーテルの到達部位は，前述の中心静脈カテーテル（CVカテーテル）と同様であり，適応も大きく変わりがありません．大きな違いとしては，穿刺部が上腕になるため気胸などの重篤な合併症のリスクが低いということです．

管理方法は，CVカテーテルと大きな違いはありません．感染によるリスクはCVカテーテルと同様なため，フィルム材で保護し刺入部の観察と投与路からの細菌感染に注意が必要です．

なお，上肢に挿入しているため，末梢静脈カテーテルと同様に，肘関節の屈曲などの動きにより，滴下速度への影響を受けやすい特徴があります．

ブラッドアクセスカテーテル ── 血液浄化療法を行う中心静脈カテーテル

ブラッドアクセスカテーテルは，今までの静脈カテーテルと挿入される目的が大きく違います．今までの静脈カテーテルは輸液療法を行うことが目的でしたが，ブラッドアクセスカテーテルは，血液浄化療法を行うことが目的で挿入されます．なお，カテーテルの種類にもよりますが，ブラッドアクセスカテーテルの中には側管に薬液を投与できるルートが付いている物もあり，その場合には通常の中心静脈カテーテルとしての使用が可能です．側管にルートが付いていない物でも，血液浄化療法を行っていないときには中心静脈カテーテルとして使用も可能ですが，血液浄化療法を実施する場合には薬液の投与を中断しなくてはいけないため継続した使用ができません．

管理方法は，側管のルートは通常の中心静脈カテーテルと同じです．メインのルートは，間欠で血液浄化療法を行っていない場合には，使用していないときの閉塞予防がとても大切です．施設によって予防法は違いますが，薬液を少量で時速投与する場合，ヘパリンや生理食塩液を使用してロックする場合などがあります．再開時には，カテーテルから血液を吸引し，血栓の形成がないか確認して使用を開始します．通常，内頸静脈や大腿静脈に挿入されるため，基本的な管理は通常の中心静脈カテーテルと同様になります．

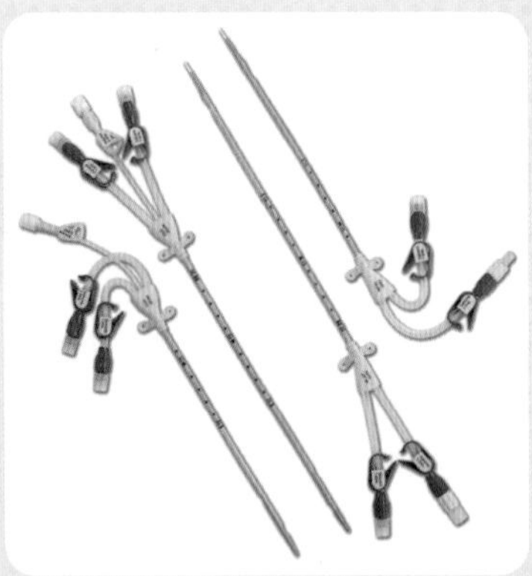

ブラッドアクセスカテーテル

ブラッドアクセスカテーテル
硬度傾斜タイプ
［画像提供：コヴィディエンジャパン株式会社］

C 点滴静脈内注射の手順

静脈ラインを確保したあとは，いよいよ患者へ輸液製剤を投与します．

1 輸液の開始時には，再度患者に使用薬剤の説明を行います．

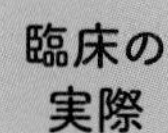

- 通常，治療方針の説明の際に使用する輸液の説明がされていますが，患者の理解度には差があるので，使用薬剤の目的，効果，副作用，投与時間，回数などについてどの程度理解しているか改めて確認しましょう．薬剤の種類によっては，投与速度や効果の違いで自覚症状に違いがあります．輸液が初めての場合や，初めての薬剤を実施される場合は，何か不快症状が出現しても「こんな感じなんだ…」と我慢してしまいがちなので，予測される症状をきちんと伝えることが重要です．

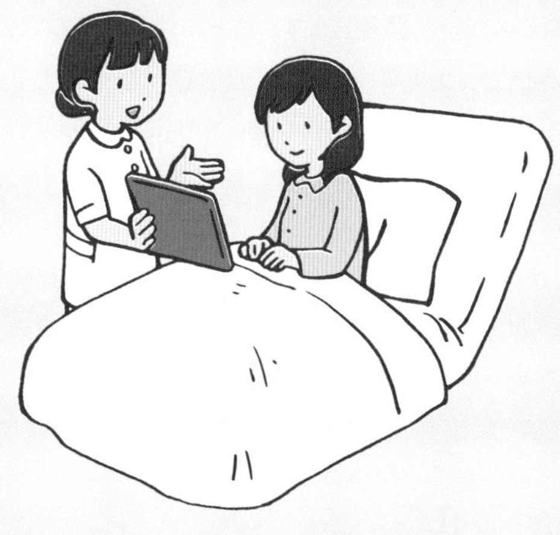

根拠

- 医師の説明は専門用語が多く，患者は理解していなくても，なかなか医師に質問ができないこともあります．看護師からも患者に理解しやすい言葉で説明し，また不安点や質問がないか確認しましょう．看護師は日頃から，患者が何でも相談しやすい関係性を築くことが大事になります．

ワンポイント

- **自覚症状の変化は，看護師が観察して気がつくのは難しい場合もあるため，異常のサインになる症状は具体的に伝え，我慢せず初期症状段階で知らせてもらうことが重要となります．**

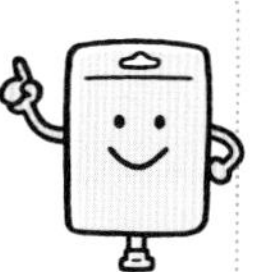

2 指示書で患者名，指示日時，6Rを確認します．また，現在確保されているルートから投与可能な薬剤かどうかも確認します．指示書がオーダリング画面による場合も，同様の確認をします．

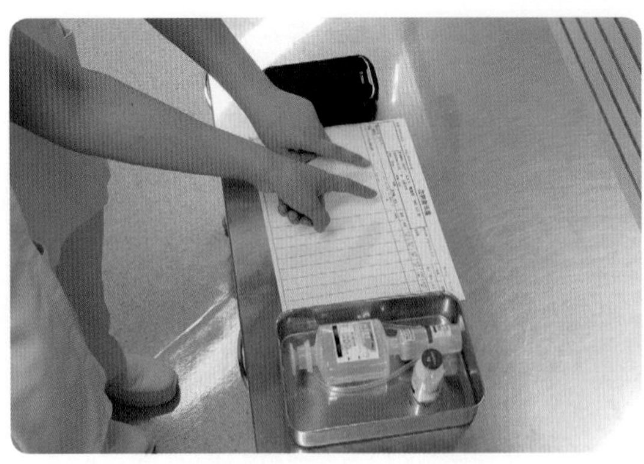

薬剤科などで薬剤を準備してもらえる施設でも同様に，看護師2名でダブルチェックしましょう．

臨床の実際

- 確認の際には，看護師２名で指さし呼称を実施しながらダブルチェックします．点滴指示が継続して出されている場合にも，前回と同じ内容と思い込むことによるミスが多く発生します．さらに注意して指さし呼称，看護師２名でダブルチェックすることがとても重要になります．
- なお，指示を確認するということは，指示書どおりに薬剤の準備ができているかという点だけではなく，指示薬剤の効果を理解し，その指示自体が正しいかどうかを判断することも含みます．
- 医師は患者の病状から薬剤の必要性を判断しますが，その判断過程のどこかに誤りがないか，看護師が医師の意図を理解した上で確認し判断することが重要です．
- 施設によっては，PDA*などでバーコードの読み込みを行いチェックします．

3 薬剤を準備します．クレンメが閉じていることを確認し，穿刺部をアルコール綿などで十分に消毒します．消毒後輸液ルートのキャップを外し輸液のゴム栓から穿刺します（☞43～44ページ）．

* PDAは薬剤の準備・混注実施時に使用するスマートフォン大のバーコードリーダーの役割をする機器です．PDA (personal digital assistant) 機種によっては，バイタルサインの入力や記録の打ち込みもできます

4 穿刺後輸液を吊り下げ，輸液ルートのチャンバーに薬液を1/2～1/3ほど満たします．

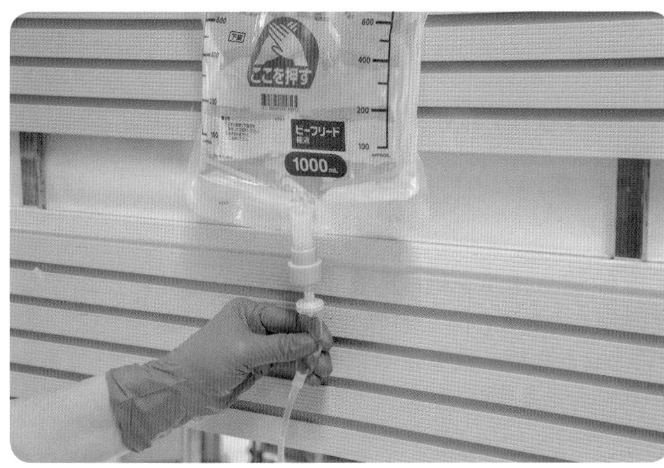

チャンバーをポンピングして薬剤1/2程度満たします．多すぎると滴下の観察がしにくく，少なすぎるとエアーが混入しやすくなるので注意しましょう．

5 クレンメを徐々に開放しルート内に薬液を満たします．

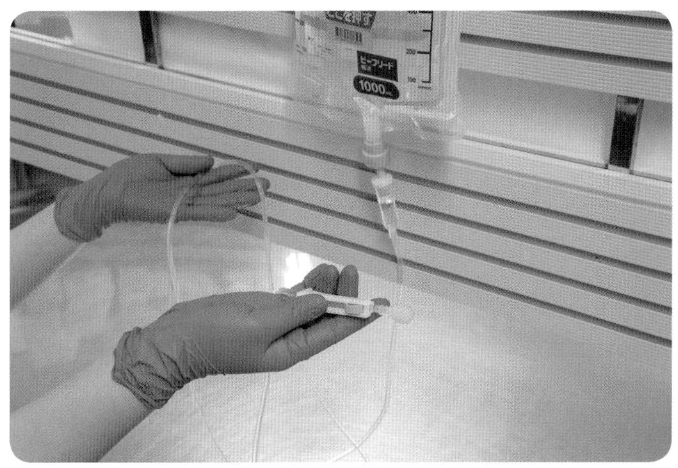

輸液の開始—1

患者の確認

1 準備ができたら，ベッドサイドにもっていき，輸液を開始します．

2 開始前には，再度輸液の指示を確認します．指示の確認には指示書を使用し，再度準備したときと同じ内容で実施します．基本的に，看護師1人での対応となるため，患者自身に名前と生年月日を言ってもらい，患者誤認がないかを確認します．

根拠

- まれに病棟内に同姓同名の患者がいる場合もあるため，生年月日まで確認しましょう．

臨床の実際

- PDAを導入している場合には，患者誤認を予防するため患者のネームバンドのバーコードを読み取ります．

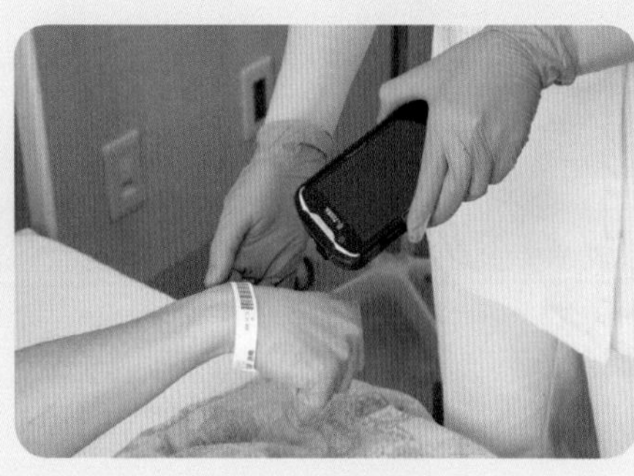

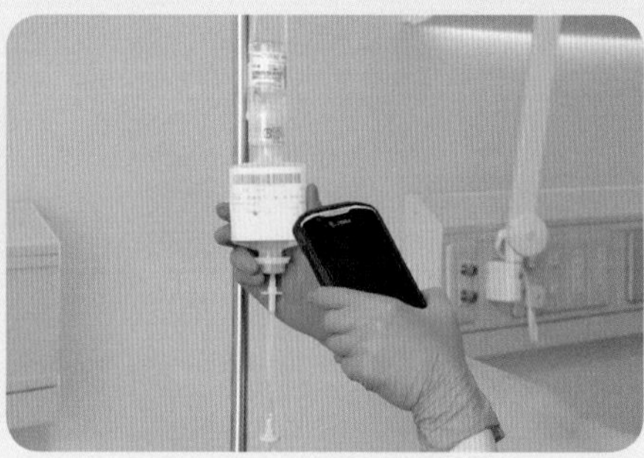

輸液の開始—2

ルートの確認

1 実施する患者に間違いがなければ，投与する輸液が末梢から投与可能な薬剤か再度確認します．投与可能な薬剤であれば，末梢静脈ルートが使用可能かどうか確認します．

臨床の実際

- ルートの確認内容は，使用ルートの期限が切れていないか，閉塞していないか，固定はしっかりされているか，疼痛など苦痛はともなっていないかなどです（☞54ページ）．

- 現在のルートを使用する際は，貼付されたテープ上の挿入日時の記載から，挿入後72時間以内であることに注意しましょう．
- ときどき記載が消えてしまうことがあるので，可能であればカルテに更新日を入力しておきます．
- これらは部署内の取り決めに合わせて，スタッフ間で共通認識にしましょう．

2 ルートに閉塞がないか確認します．通常ヘパリン加生理食塩水シリンジなどを使用し逆血があるかどうかを吸引して確認します．

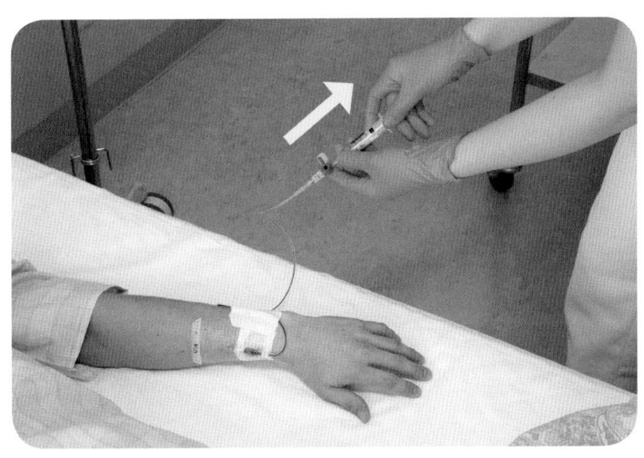

臨床の実際

- 閉塞の有無は，シリンジなどで吸引したときに逆血があるかどうかで確認します．その際に，延長チューブ内にエアーやコアグラ（凝固血塊）がないかも確認します（☞66，67ページ，Column参照）．少量であれば問題ないですが，大量の場合は空気塞栓や血栓になるおそれがあります．患者にも不安を与え，看護師への不信感につながる可能性もあるので注意します．
- 問題がなければ，ヘパリン加生理食塩水や生理食塩水を使用してフラッシュします．その際に，強い抵抗感や接続部や刺入部からのわき漏れがないか確認します．ルートの固定がゆるいとラインの事故抜去につながるおそれがあります．固定に用いるフィルムドレッシング材は，関節の屈伸運動などにより剝がれることがあるため，ふだんからしっかり固定されているか観察する必要があります．

3 吸引により逆血があり，ルートに閉塞がないことを確認できたら薬液を注入します．

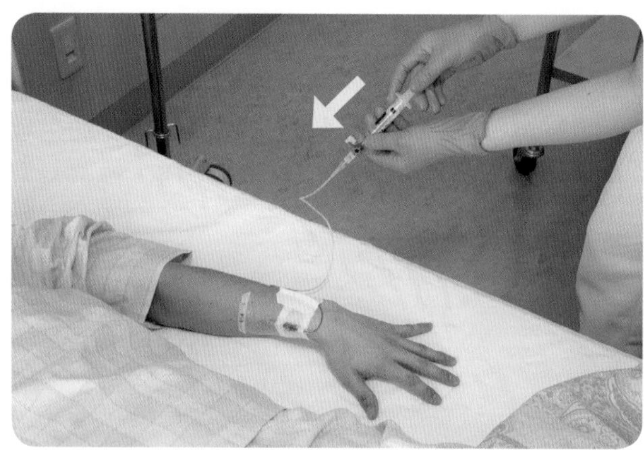

臨床の実際

- 注入開始の際は，抵抗感がないこと，また注入中に刺入部の腫脹や接続部からの薬液の漏れがないことを確認します．

4　再度輸液ルート内にエアーが入っていないか確認し，接続します.

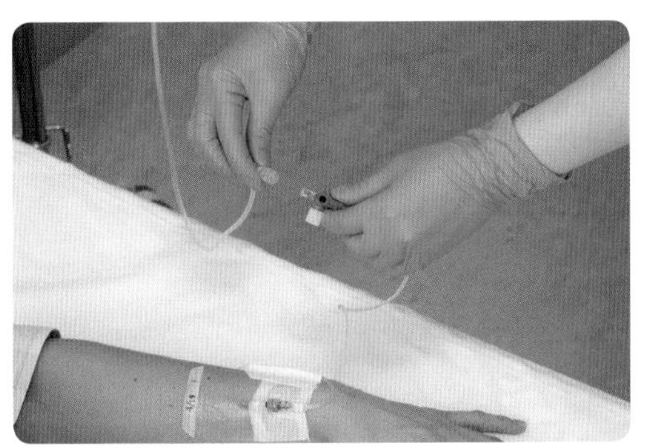

根拠

• 点滴を運んでいるときに, チャンバーが横になることでルート内にエアーが入ることがあるので，必ず確認しましょう.

臨床の実際

• 持続点滴の側管から輸液を投与する場合には，持続点滴とこれから投与しようとしている薬液が同一ルートから投与可能かどうか――つまり配合禁忌でないかとどうかを確認します．配合禁忌に該当する場合, 薬剤の効果が減少する，結晶化によりルート閉塞するなどのトラブルになります.
• 配合禁忌でない場合は，さらに開始後に両方の輸液が滴下されているか確認します．末梢静脈ラインの抵抗感が強い場合には, どちらかの滴下が止まる場合やどちらかのルートに輸液が逆流することがあります.

根拠

• 三方活栓に接続後，接続部にエアーを発見した場合には，三方活栓のロックの向きを変え，何も接続していない接続口にシリンジを接続しエアーを吸引するようにして送り出します.

5 指示書の投与時間を確認し，クレンメを開閉して滴下速度を調節します.

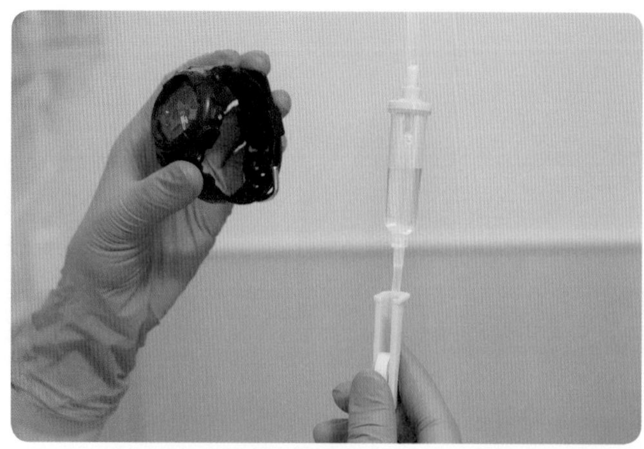

臨床の実際

- 末梢静脈ルートが関節に近い部位に挿入されているときは，関節を動かしてもらい，滴下が止まったり遅くなったりしないか確認します．大きく変化する場合には投与速度が一定にならないため，挿入部位の変更を検討しましょう.

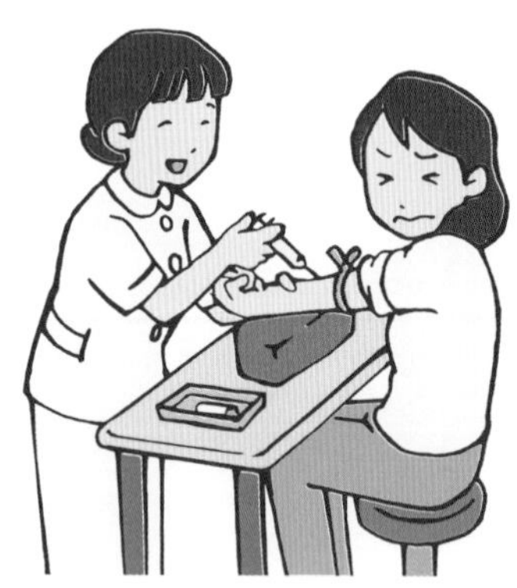

Column　滴下速度の計算方法

通常使用する輸液セットは，チャンバー内の滴下速度をクレンメで調整して使用します．

成人用は1mL≒20滴，小児用は1mL≒60滴，となっており，対象に合わせて輸液セットを選択します．

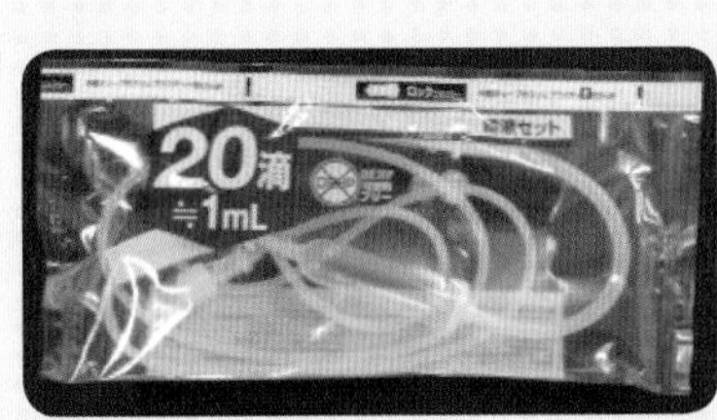

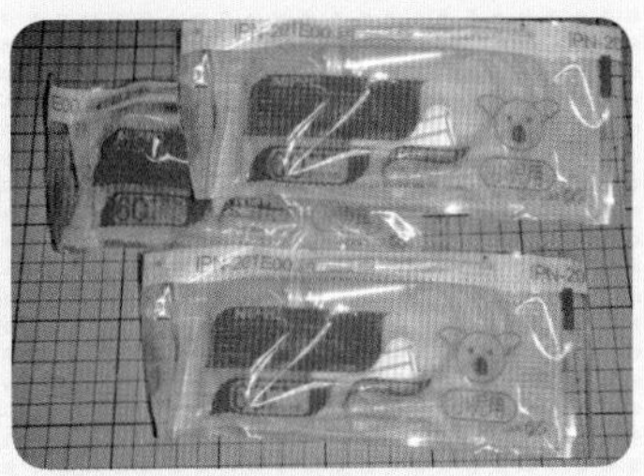

輸液セット（テルモ）　小児用輸液セット（テルモ）

成人が対象でも投与速度を遅く設定する場合には，小児用の輸液ルートを使用することがあります．小児用は微調整が可能となります．

では，次のような場合，具体的にどのように滴下速度を調整すればよいでしょうか．

例：100mLの点滴を1時間で投与する（成人用輸液セットを使用）

まず必要な投与量を滴下数に換算します．成人用は1mL≒20滴であることから，

1時間に必要な滴下数＝20滴×100mL＝2,000滴

次に1分間あたりの滴下数を求めます．

1分間に必要な滴下数＝2,000滴÷60分＝33.3333……≒33滴

となります．2つの式を合わせると，

100mL×20滴÷60分≒33滴

という式になりますが，“×20滴÷60分（＝1/3）”の部分は不変であるため，結局，

1分間に必要な滴下数＝1時間に必要な投与量×1/3

という公式を導くことができます．

なお，1分間の滴下数がわかっても，実際に1分間滴下数を見続けるのは現実的ではありません．

さらに1/2にして「30秒で何滴か」，あるいは1/4にして「15秒で何滴か」などより短い単位時間あたりの滴下数を割り出した上で，クレンメにより滴下速度を調整します．

上記の例では，30秒であれば16～17滴程度，15秒であれば8～9滴程度ということになります．

このように滴下数がきっちり割り切れない場合は，“だいたい”の概算となるため，投与が長時間に及ぶ場合には予定していた投与総量とずれが生じるおそれがあります．対策としては，きりのよい単位時間──たとえば30分の時間経過ごとに予定量が投与されているかを確認して微調整するなどの工夫をします．

Column　ルート内の気泡の取り除き方—1

逆血がなくルート内の閉塞が疑われる場合には，ヘパリン加生理食塩水などが入っているシリンジを接続し，シリンジ側を高くしてエアーが貯留しているルート部分をパチパチと指ではじいて送り出します．

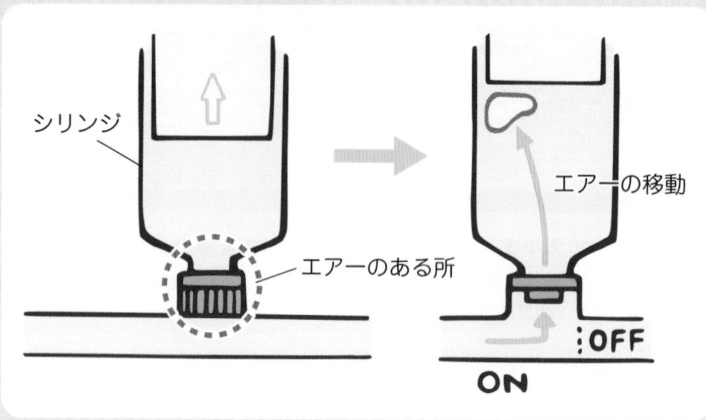

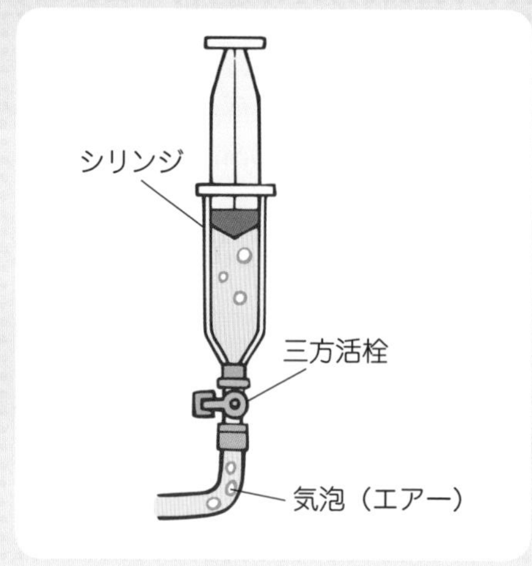

Column　ルート内の気泡の取り除き方―2

速度が速すぎると，ルート内に気泡が多く残るので気泡の有無を確認しながらゆっくり満たしていきます.

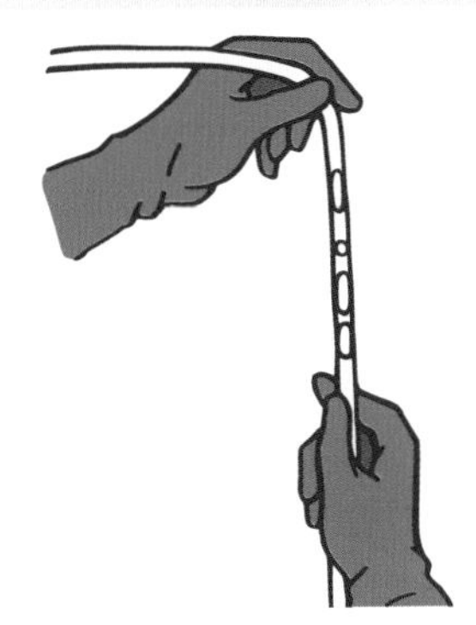

ルート内気泡

ルート内に気泡が残ってしまった場合には，ルートを指で弾きながら気泡をルート上部のチャンバーに戻していきます（気泡が先端側に多い場合には，先端側に弾いて進めます）.

同じ薬剤を連続して投与する際には，輸液ルートのクレンメを閉じてからルートを一度抜き，そのまま新しい輸液に穿刺します．すでにチャンバーやルートに薬液が満たされている場合には，そのままクレンメを開放し輸液を再開します．輸液の更新が遅くなり，チャンバーやルート内に気泡がある場合には，クレンメを閉じたままでチャンバーを満たし，先ほどと同じ手順でルートを指で弾きながら気泡をチャンバーに戻します．気泡が大量にある場合には，点滴ルートを指やペンに巻き付け気泡をチャンバーに進めていき，すべて戻せた段階で巻き付けたルートをほどきながら輸液を満たしていきます.

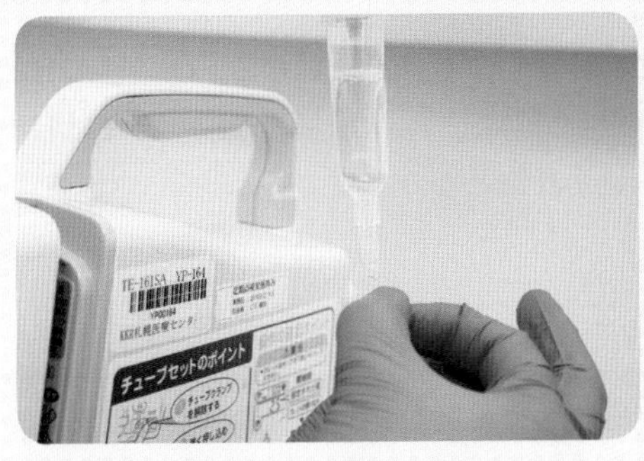

指で弾いて気泡を取り除く

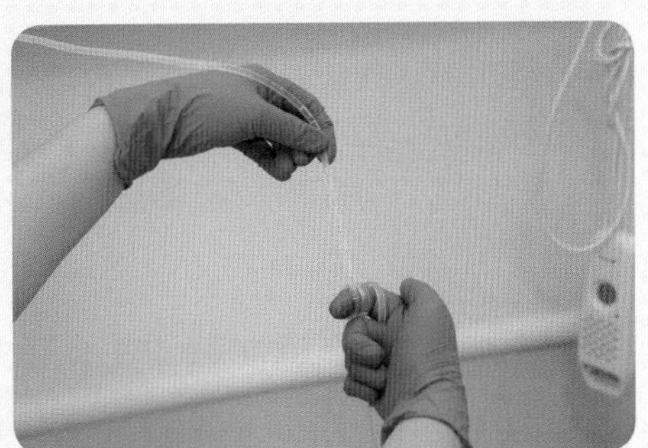

巻き付けて気泡を抜く

Column　三方活栓

三方活栓は，1つのルートから複数の薬剤を投与する場合に多く使用されます．形状は大きく2つに分けられ（メーカーによって多少違う），L型とR型があります．それぞれレバーには閉鎖部分，開通部分が記載されているので，施設で使用している三方活栓がどのタイプか理解する必要があります．使用方法を正しく理解していないと，薬剤が投与されない，ルートが閉塞する，末梢から大量の出血につながるなどのトラブルにつながります．

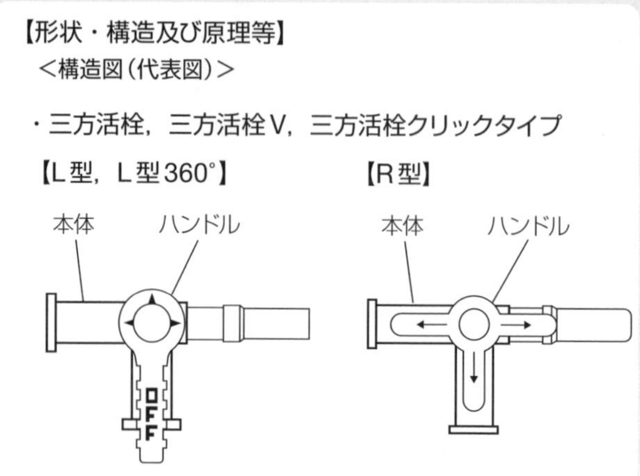

L型，R型（株式会社TOP：取扱説明書）

輸液の終了

●輸液療法の終了後は，①そのまま輸液療法が終了し注射針を抜針する，②ほかの目的の輸液療法があるため抜針せずそのまま留置しておく，③指示量の輸液だけでは目標が達成されず追加指示により継続する，のいずれかとなります．

すべての輸液療法が終了する場合

●患者に輸液が終了したため注射針を抜針することを説明します．

●抜針で注意することは，止血が不十分で出血することです．基本的には数分の圧迫止血で止血が完了しますが，患者内服薬や凝固系の異常がある場合には，止血が確認できるまで圧迫止血を継続します．止血が確認できたら，刺入部にアルコール綿などを当てテープ固定します．テープ固定後，次に訪室したときに止血が問題なければアルコール綿も除去します．

ほかの輸液があり注射針を引き続き使用する場合

- ヘパリン加生理食塩水や生理食塩水を使用してルートフラッシュします．三方活栓に蓋をしてルートをまとめ整理します．

臨床の実際

ルートフラッシュ

三方活栓にヘパリン加生理食塩水が入ったシリンジを接続し注入します．それによりルート内の薬液がヘパリン加生理食塩水に変わります．

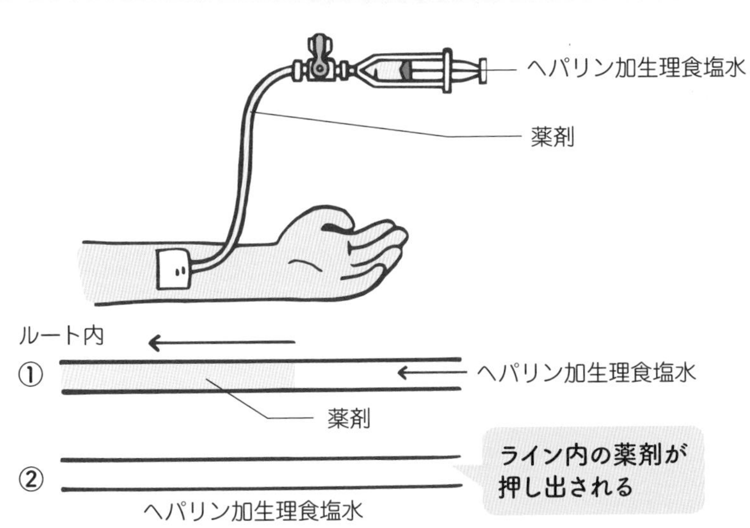

- 輸液療法がすべて終了したら，ベッド周辺の環境を整えます．点滴ポールの設置のために床頭台など移動した場合には，患者に確認し使用しやすい位置に移動します．使用し終わった点滴ポールや輸液ポンプもただちに片づけます．

• 末梢静脈ルートの使用期限：感染予防のために挿入後72時間での抜針が推奨されています．次回使用時が期限を越えてしまう場合には，一度注射針を抜去し再度挿入することを患者に説明し，抜針します．

輸液継続が必要となる場合

- 輸液療法の目的が達成されず継続指示がある場合には，患者に再度輸液を接続することを説明し新たな点滴を準備します．
- 点滴の準備や接続，再開時には，指示書を確認するなど開始時と同じ手順で行います．もし継続指示を実施する際，ルートの期限が間近な場合には，ルートを取り直して実施します．終了予定時期と期限に大きなずれがない場合は，終了時に抜針します．

D　輸液ポンプの使用手順

●輸液ポンプは，設定した速度で薬剤を持続投与するときに使用します．設定は1mL単位となっており，輸液セットで投与するより正確に決めることが可能で量を決められた時間で投与することができます．また，積算量もすぐに把握できるため，出納バランスの計算もより確実に実施できます．流量の調節はフィンガー部（☞71ページ）で行い，気泡の感知や閉塞時の圧変化などはアラームで知らせてくれます．

1　開始の手順

●薬液が投与できる状態になったら，投与速度や投与方法に合わせて輸液ルートを準備します．大きくは，24時間投与などの持続投与と抗菌薬などの間欠投与に分かれます．持続投与には輸液ポンプを使用するため，輸液ポンプ用の輸液ルートを準備します．

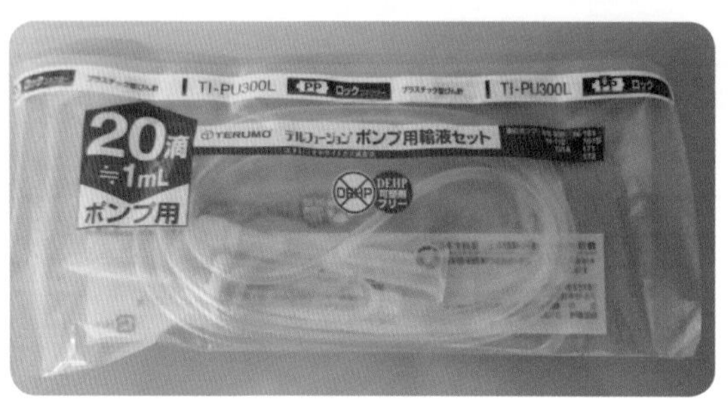

輸液ポンプ用ルート
［株式会社テルモ］

1 使用する輸液ポンプの全体を観察し，明らかな汚染・破損がないか，固定用のネジは緩んでないか，コードは付いているかなどを確認します．

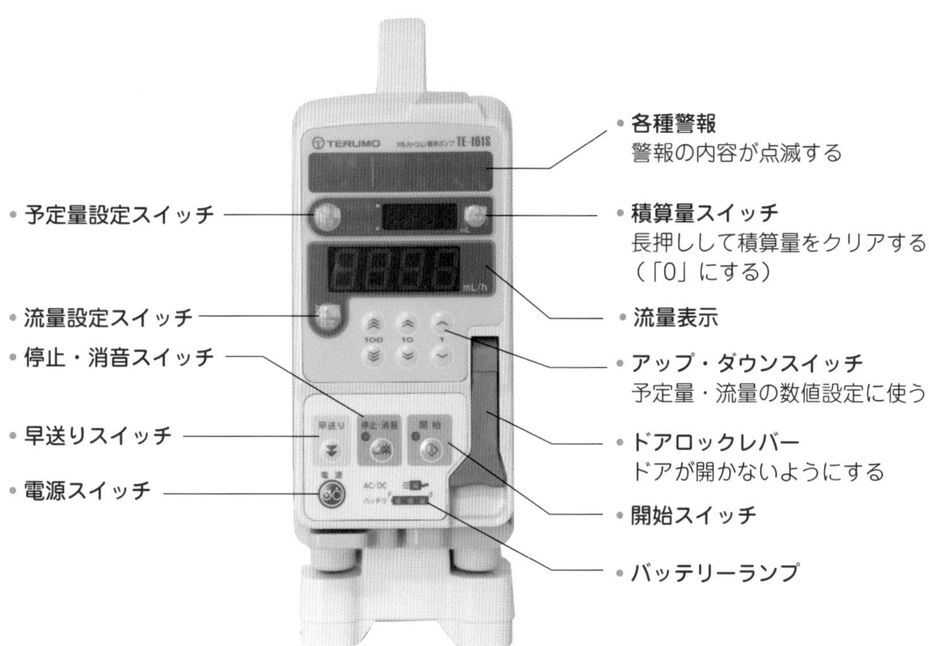

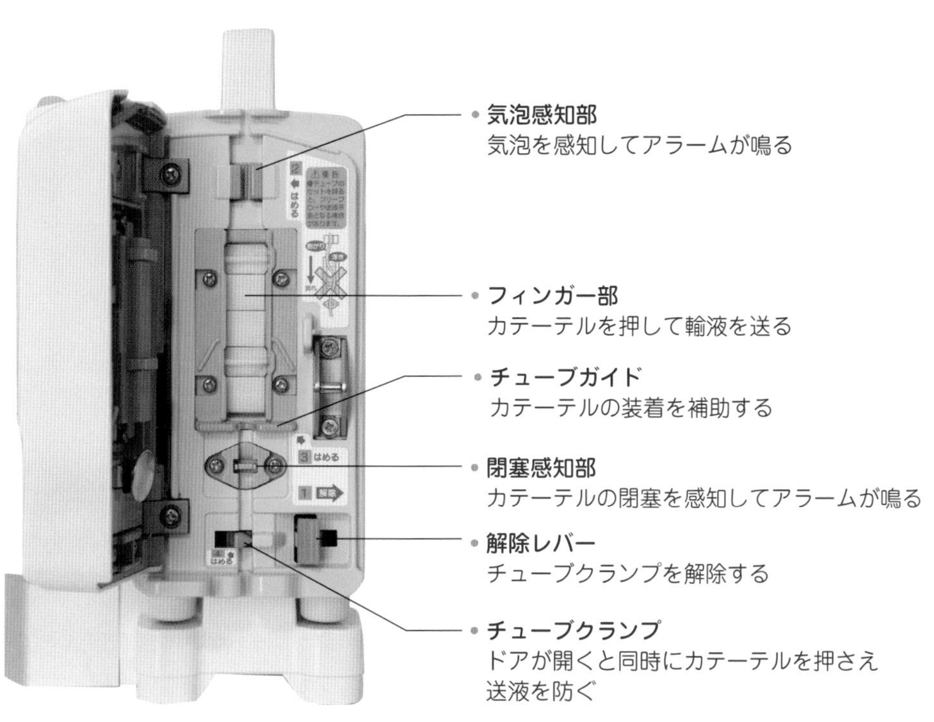

2 電源を確保し，電源スイッチを入れます.

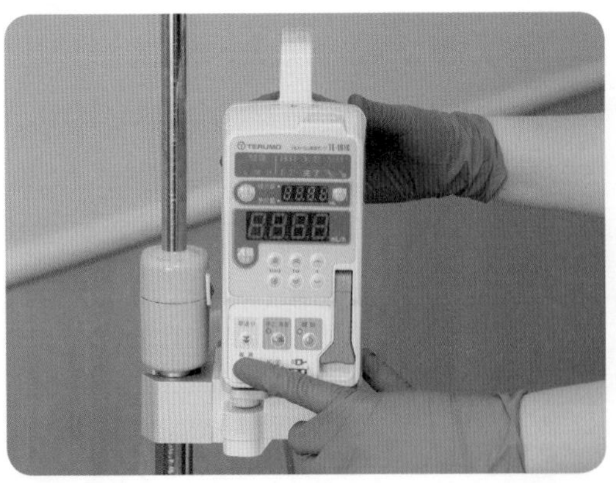

臨床の実際

- コードを接続し電源を入れたあとに，ランプ類が正しく光っているか確認します.

3 チューブを装着します.

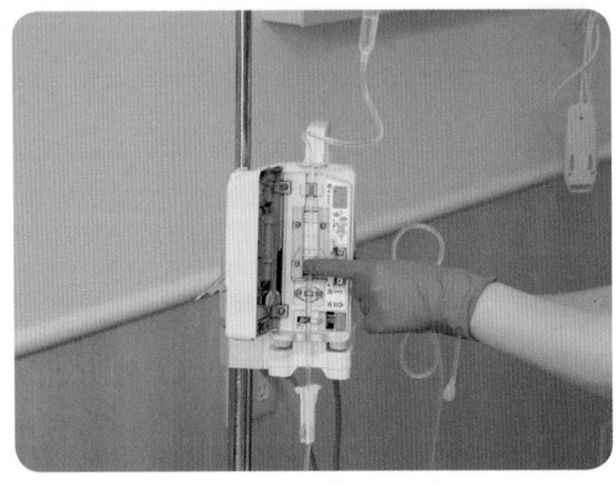

臨床の実際

- ルートがまっすぐにはまっているか確認しましょう．また，引っ張りすぎて伸展したりゆるくてだぶつたりしないようにしましょう.
- クレンメは，本体の下側（患者側）に来るようにしましょう.

4 ドアロックレバーを押し，扉をロックします.

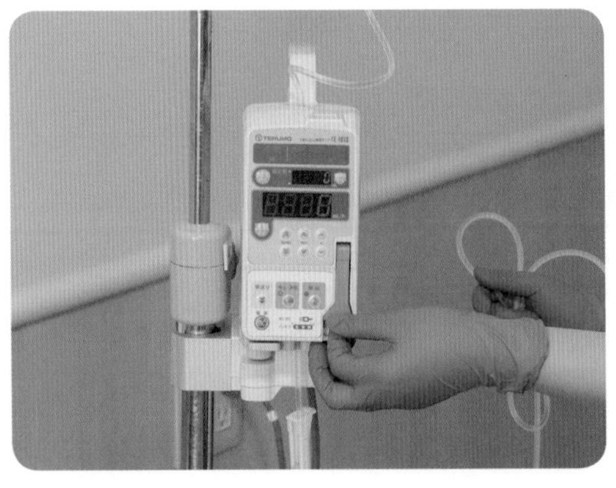

臨床の実際

- 扉が閉まらない場合は，チューブが挟まっていないか確認しましょう.

5 1時間あたりの流量（mL/時）と，予定量（mL）を設定する．

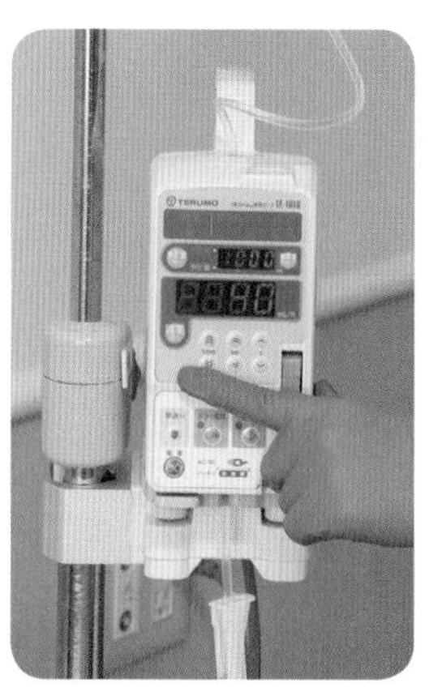

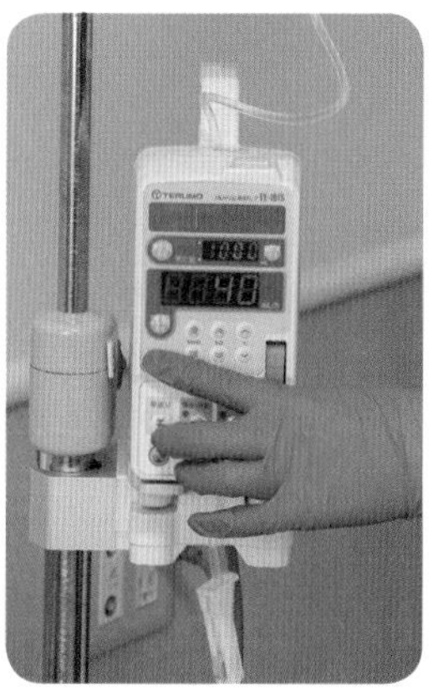

臨床の実際

- 予定量投与量を輸液の総量よりも若干少なめに設定しておくと，輸液ボトルが空になる前にアラームが鳴るので，気胞が混入するのを避けられます．

6 クレンメを開放し，点滴筒に滴下がないことを確認します．

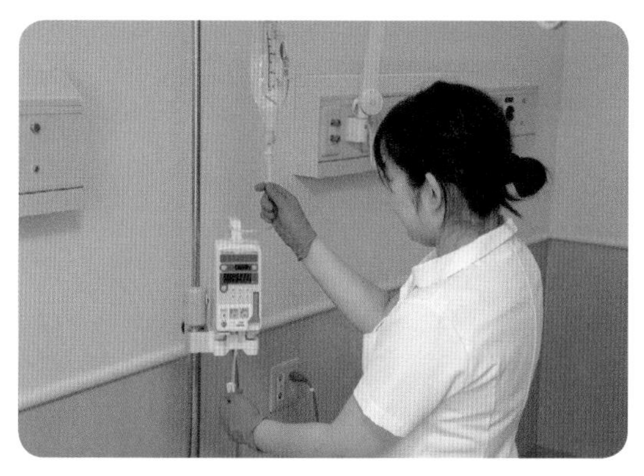

臨床の実際

- 正しくセットされていれば滴下することはありません．

7 接続部を消毒してから，輸液セットを接続します．

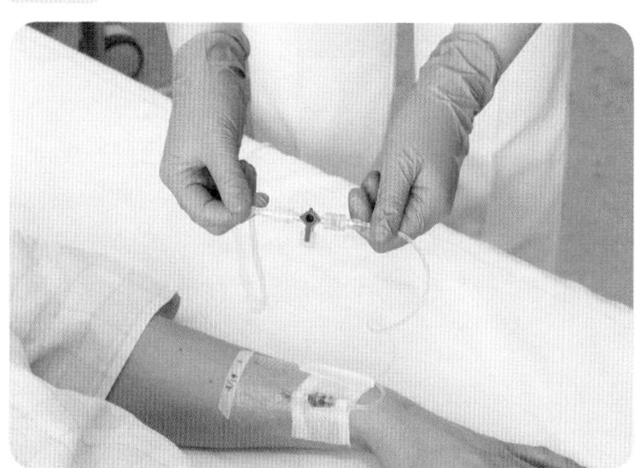

臨床の実際

- 輸液開始前に看護師２人で最終確認します．

8 開始スイッチを押します.

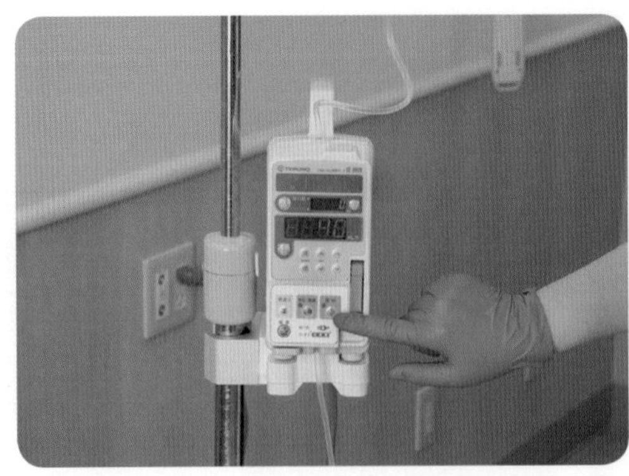

臨床の実際

- 輸液ボトルが正しいか，流量・予定量は正しいか，クレンメの位置は正しいか，三方活栓の向きは正しいか，刺入部の疼痛，発赤などはないかを確認してから，開始スイッチを押す（滴下の確認，緑ランプの点滅を確認）.

9 輸液前に最終確認をします.

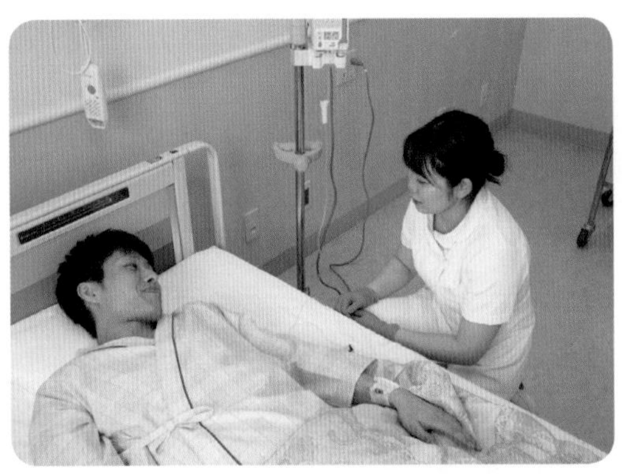

臨床の実際

- アラームが鳴ったり，刺入部が痛むようであれば，ナースコールを押すように伝えましょう.
- アラーム音に驚かれるかもしれないので，鳴ることをあらかじめ伝えておくとよいでしょう.
- 誤ってコンセントが抜かれた場合はバッテリー駆動となります. あらかじめ十分充電されていることを確認しましょう.

2 終了の手順

- 予定量の薬剤が終了した，一定の速度での薬剤投与の必要性がなくなった場合など，輸液ポンプの使用を中止します．終了後は清掃後CEにメンテナンスを依頼し，次の使用時に備えます．

1 指示された通りの投与量が投与されたら，停止スイッチを押します．

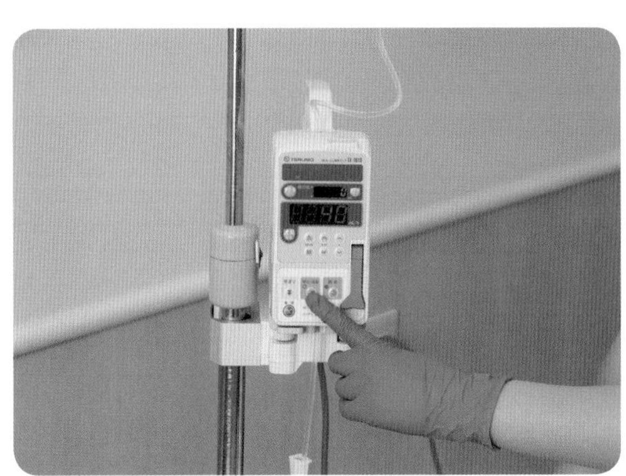

2 クレンメを閉じます．

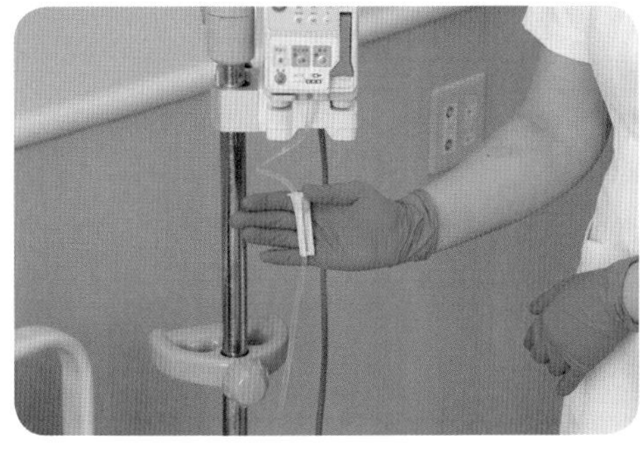

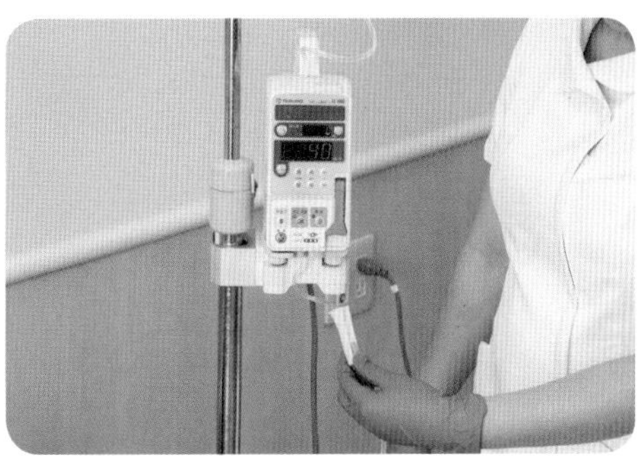

臨床の実際

- クレンメを閉じておかないと，ポンプの蓋を開けた瞬間に残った薬液が一気に流れてしまう（フリーフロー）ことがあります．

3 電源を切ってチューブを外します.

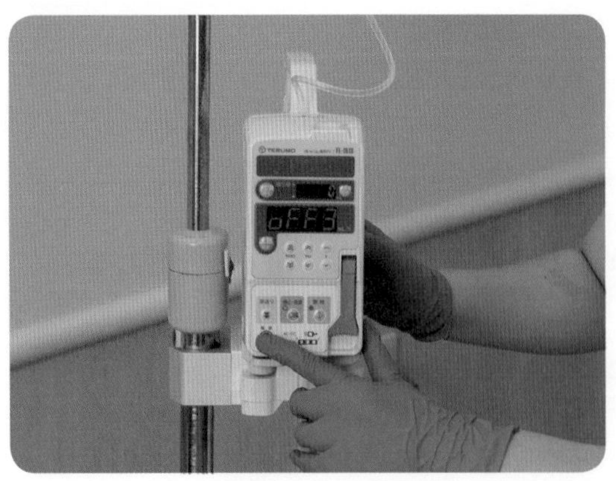

臨床の実際

- 薬液が付着している箇所があったら，早めにふき取りましょう.

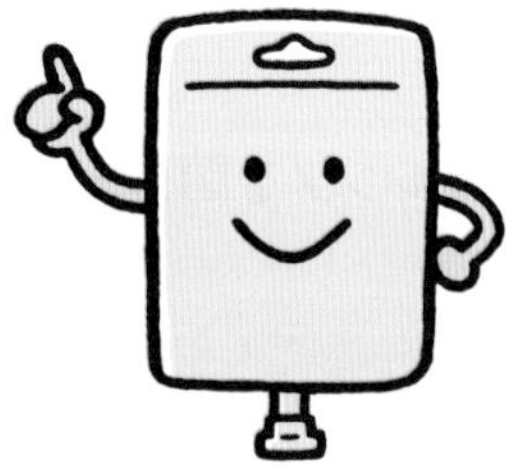

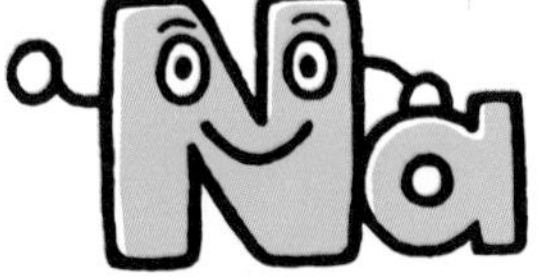

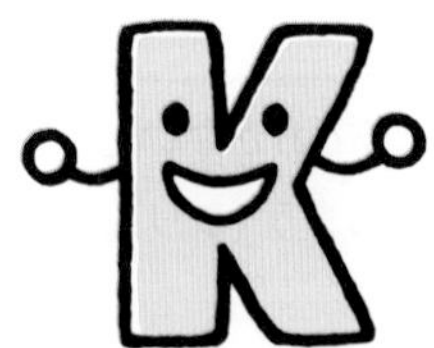

E シリンジポンプの使用手順

シリンジポンプは，シリンジに充塡した薬剤を，決められた流量で機械的に制御しながら投与する医療機器です．輸液ポンプより流量の設定が細かくでき，微量の調整が必要な薬剤を投与する際に使用します．流量の調整は，シリンジの内筒を押し込む速さによって行っており，内筒にかかる圧力の変化を感知し閉塞アラームが鳴りますが，輸液ポンプのようなエアーの感知はしてくれません．

1 開始の手順

1 **使用するシリンジポンプの全体を観察し，明らかな汚染・破損がないか確認します．**

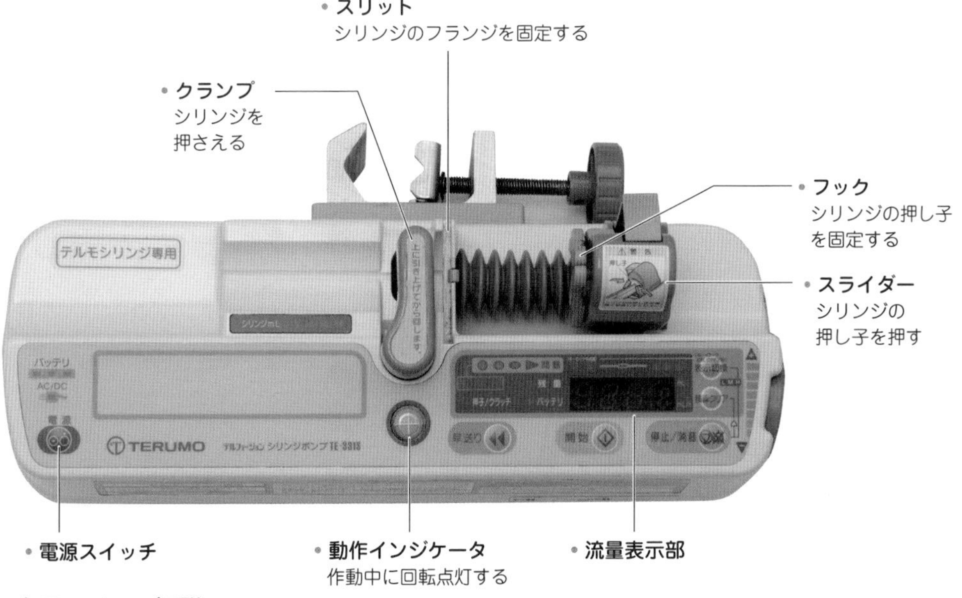

表示・ボタン解説

2 患者のベッドの高さに合わせてシリンジポンプを設置して電源スイッチを入れます.

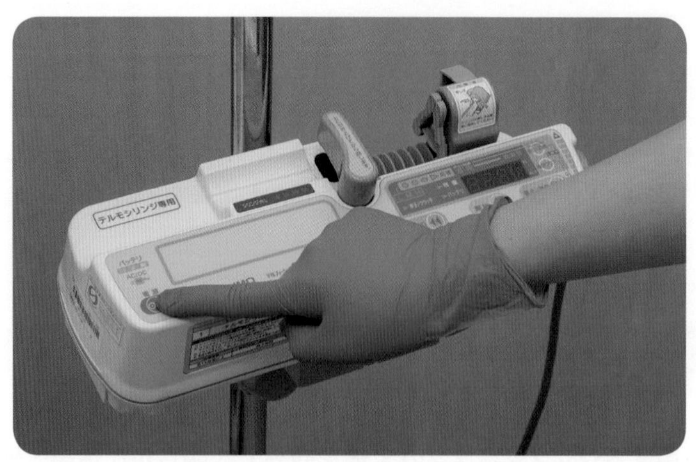

根拠

- シリンジポンプの位置が患者よりも高い位置にあると, シリンジポンプの不具合がある場合などにその高低差によって薬液が過剰に投与されることがあります. これはサイフォニング現象といいます. シリンジポンプで扱う薬剤は厳密に投与速度を設定する必要のある薬剤が多く, 過剰投与による患者への影響が大きく重大な事故にもつながりかねません. 万が一の場合に備え, シリンジポンプは患者との高低差をつけずに設定するように十分に注意しましょう.

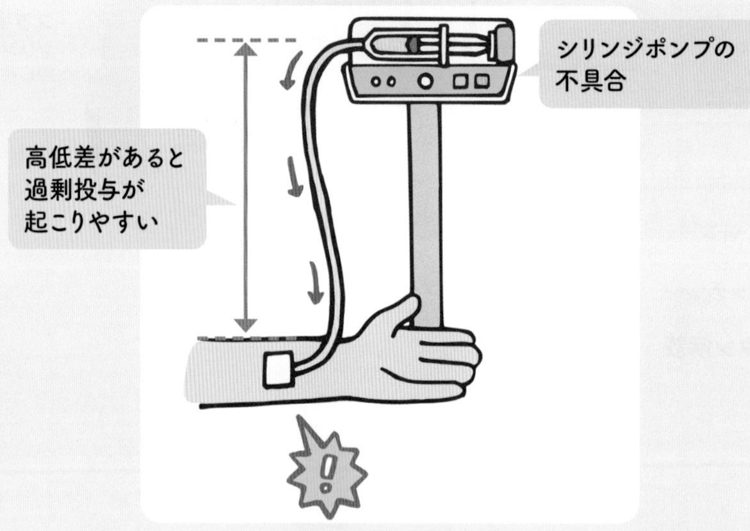

3 クランプを引き上げ，スライダーもシリンジがセットできる幅にスライドします.

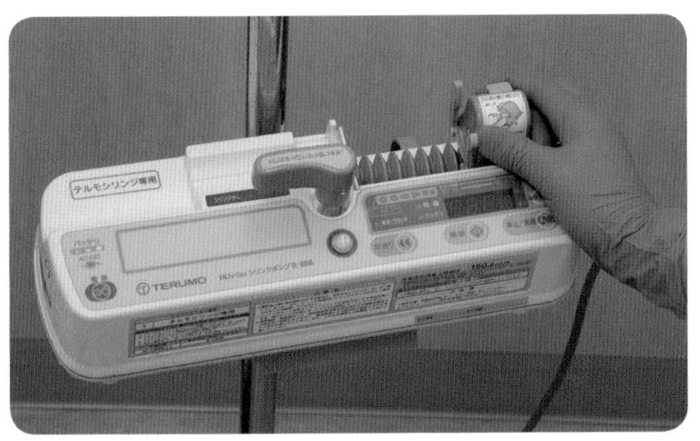

4 フランジをスリットに入れて，しっかりシリンジをセットします.

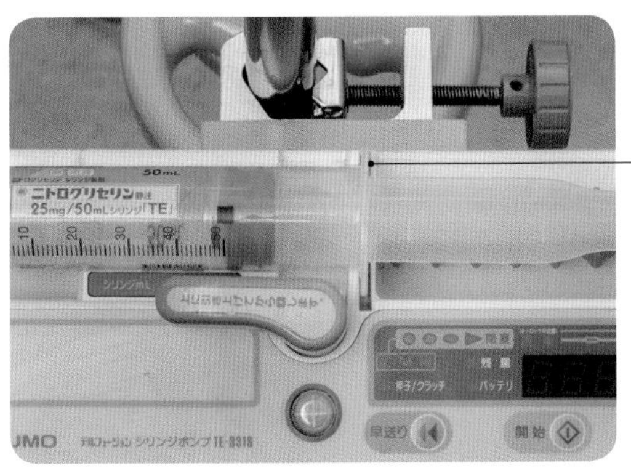

フランジ

臨床の実際

- シリンジの目盛りを上に向けると，患者名や薬剤名が確認できます.

5 クラッチを押しながらスライダーをスライドして押し子をフックで固定します.

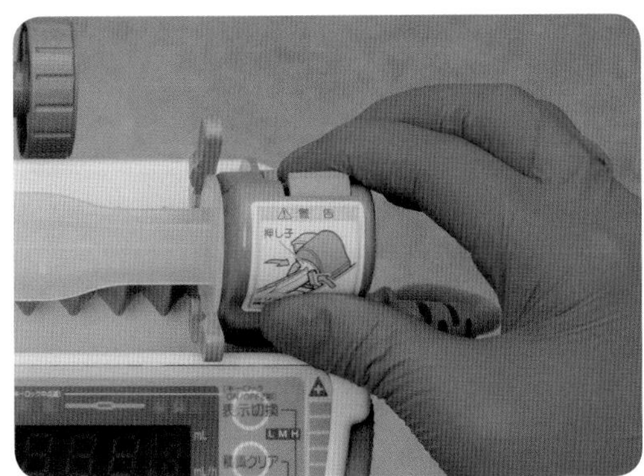

押し子とスライダーとの間にすき間ができないようにしっかり固定させます．すき間があるとスライダーが押し子を押せないため，薬液が注入されません.

6 クランプを引き上げて右回転させ，固定します．

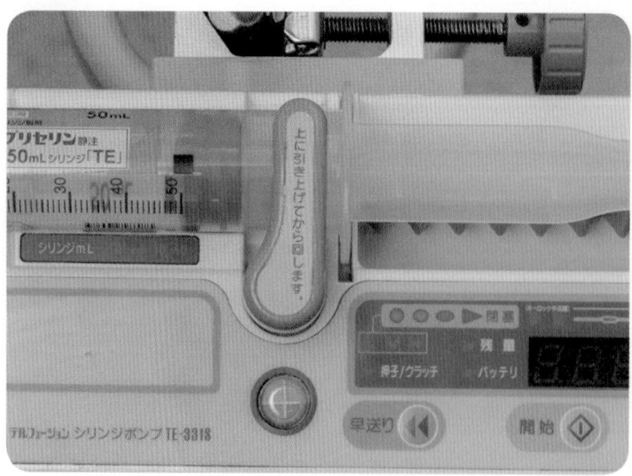

7 流量ランプの点滅を確認し，流量（mL/時）を設定します．

8 三方活栓を開け，延長チューブの先端から薬液が出るまで，早送りスイッチを押し続けます．

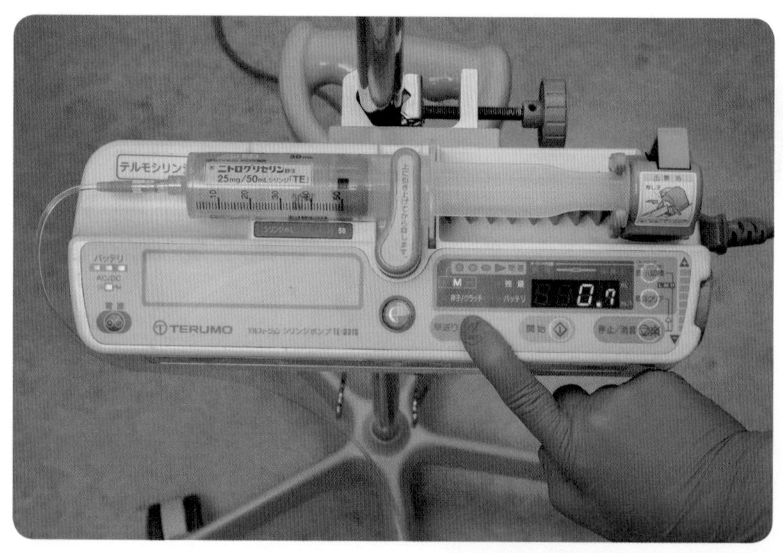

9 プライミングで積算量が加算されてしまっているので，「積算クリアスイッチ」を長押ししてクリアします．

10 三方活栓を消毒し，延長チューブを接続します．

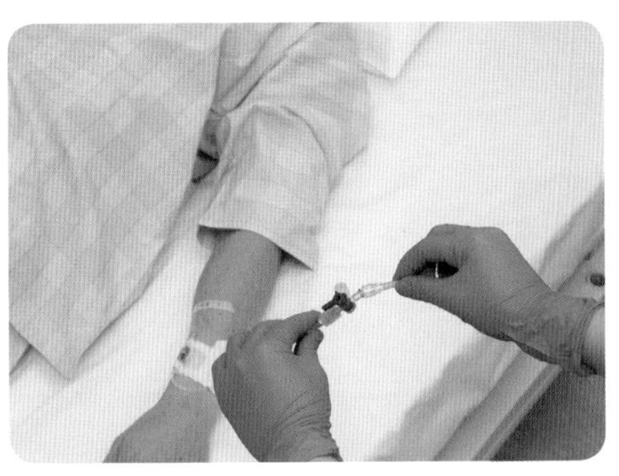

臨床の実際

- 配合変化を及ぼす可能性のある薬剤とは同一ルートで投与しないよう注意しましょう．

11 輸液開始前に看護師2人で最終確認をします（シリンジポンプ，接続ルート，三方活栓，刺入部，薬剤，投与流量，電源など）．

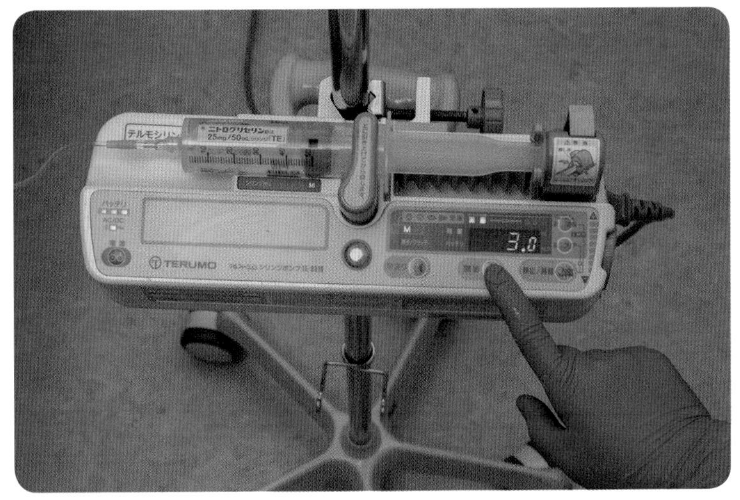

12 開始スイッチを押し，動作インジケーターの回転点灯を確認します．

臨床の実際

- アラーム音に驚く患者もいるため，あらかじめ鳴ることを伝えておきます．

2 終了の手順

1 停止・消音スイッチを押します.

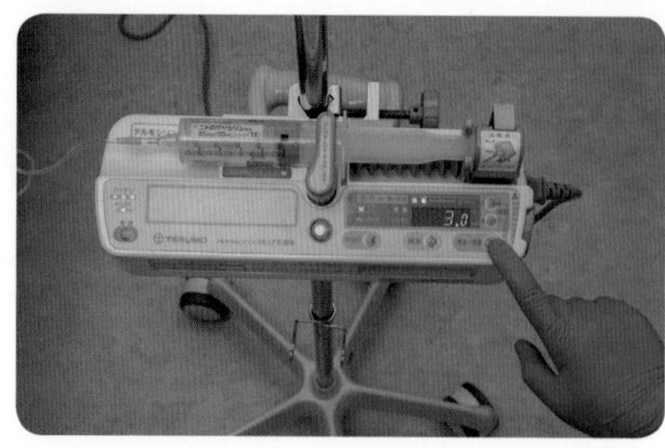

残量アラームが鳴っている場合は，もう一度押すとポンプが停止します.

2 三方活栓を閉じたのち，電源スイッチを長押しし，電源を切ります.

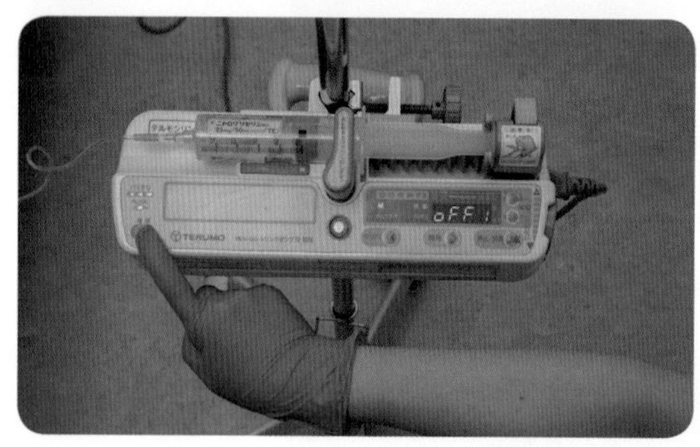

汚れがあれば早めにふき取りましょう.

3 三方活栓を閉じたのち，シリンジを外します.

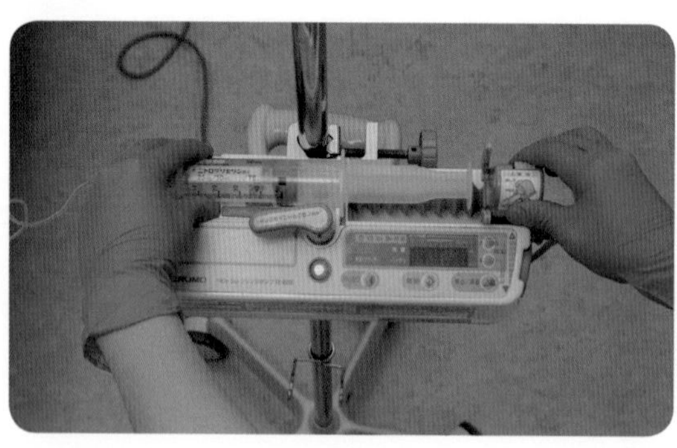

サイフォニング現象を防ぐため，必ず三方活栓を閉じてから，シリンジを取り外しましょう.
使用後は，施設内の臨床工学技士に保守点検を依頼し，ポンプ類を使用しながら患者が移動（コンセントを抜いて行動）する場合に備えて充電しておきましょう.

ワンポイント

シリンジポンプ使用時の注意点まとめ

シリンジポンプは，微量の調整が必要な薬剤を投与する場合に用いられます．異常時は短時間で患者へ影響を及ぼすため，とくに注意が必要です．主な注意点をまとめました．

- **シリンジ**
  患者名，使用薬剤と量，混濁などの有無
- **画面**
  設定流量の確認，動作インジゲーターの作動状況，電源ランプの点灯，バッテリー残量，電源との接続
- **全体**
  押し子とシリンジとの設置状況，三方活栓の向き，ルート内の混濁の有無

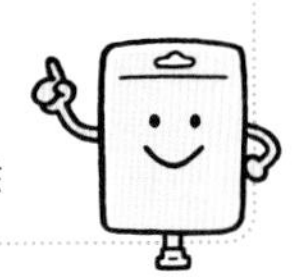

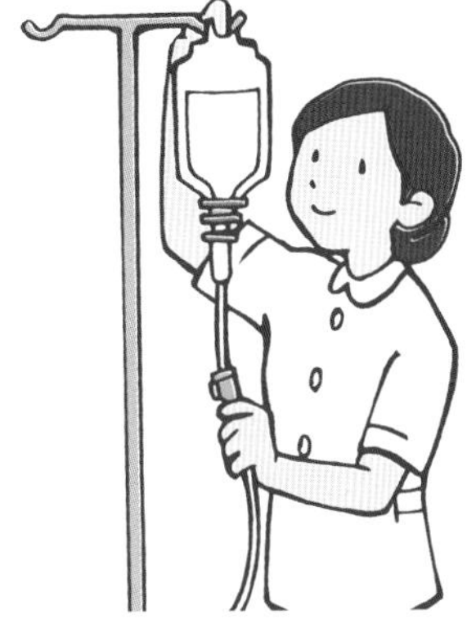

F　急速輸液

急速輸液とは，出血やショックなどの際に文字通り急速に輸液を投与することです．「できるだけ速やかに」「十分な量を」投与します．

1　急速輸液はどんなときにする？——急速輸液が必要な病態

- 急性出血やショックなどが原因で臓器血流が低下すると，細胞の代謝障害や臓器障害が起こり，放置すれば臓器不全から生命の危機にいたります．このようなときに行うべきことの1つが，急速輸液です．
- 心原性ショック以外のほとんどの状況では，輸液で循環血液量を増やすことによって1回拍出量と臓器血流の増加が期待できます．

ワンポイント

- **心原性ショックでは輸液で1回拍出量が増加するとは限らず，心不全や肺水腫などの危険があります．輸液は必要最小限にとどめて心血管作動薬の使用を検討します．**

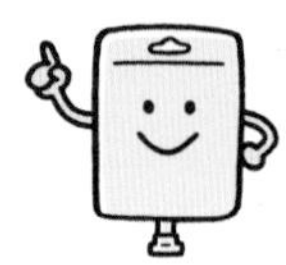

2　投与製剤

- 急速輸液の第一選択は細胞外液補充液（晶質液とも呼ばれます）です．晶質液には乳酸リンゲル液・酢酸リンゲル液・重炭酸リンゲル液がありますが，どれを使用しても効果はほぼ同等です．
- 透析患者などでカリウムを投与したくない場合には，カリウムを含んでいない生理食塩水を第一選択として用います．
- 晶質液は血管壁を通過するため投与量の1/4前後しか血管内に残りませんが，膠質液と呼ばれる製剤は血管壁を通過せず全量が血管内に残ります．
- 膠質液には血液製剤のアルブミンと人工膠質液があります．膠質液は，投与した晶質液が多量になった場合や大量出血などの場合に用いられます．
- アルブミンは血液製剤のため，感染の危険がゼロではなく，また高価です．人工膠質液は副作用として腎機能障害・凝固障害・アレルギー反応が知られています．

急速輸液に用いる代表的製剤

製剤名	主に用いられる場面	留意点
ラクテック® ソルアセト®F ビカーボン®	急速輸液の第一選択	
生理食塩水	透析患者・高カリウム血症	大量投与による代謝性アシドーシス
ボルベン® サリンヘス® ヘスパンダー®	アルブミン製剤の代替	腎機能障害・凝固異常・アレルギー
アルブミナー®5%	大量輸液・低アルブミン血症	血液製剤・高価

- 赤血球輸血を開始するタイミングは，ヘモグロビン（Hb）血中濃度で通常は7g/dL前後，冠動脈疾患などの心疾患や肺障害・脳障害がある場合は10g/dL前後が目安となります．
- 大量出血のときは，出血量と輸液量のバランスで変動するHb値は輸血開始の目安になりません．赤血球製剤に加えて新鮮凍結血漿や血小板濃厚液を早めに投与することが，予後の改善につながるとされています．

ワンポイント

- 晶質液が急速輸液の第一選択です．膠質液や輸血製剤は状況に応じて使用します．

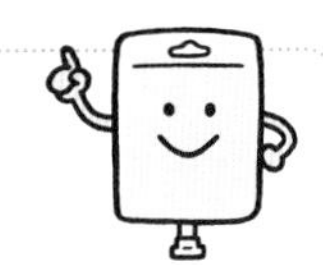

3 投与速度，量

- 急速輸液を行うときは，太い16～18Gの末梢静脈路を複数確保します．血管内留置カテーテルは太いほど抵抗が少なくなり，輸液を急速に投与することができます．
- 末梢静脈路確保が困難なときは中心静脈路を確保します．大量の急速輸液が必要と判断された場合は，通常の中心静脈カテーテルより太く急速輸液に有利な，シースや血液透析用カテーテルを挿入することもあります．
- 投与速度と量は状況により異なりますが，多くの場合500～1,000mLの晶質液をできるだけ速やかに投与して，バイタルサインや採血結果などから治療効果を判断します
- 輸液製剤はできるだけ高いところに吊るして，クレンメを全開にして投与します．
- さらに急速に輸液・輸血を投与したい場合には，輸液回路の三方活栓に20～50mLのシリンジを接続して用手的な急速投与（ポンピングといいます）を行うことがあります．製剤を加圧できる道具を用いる施設もあります．

Evidence

敗血症性ショックへの初期対応

敗血症性ショックに対しては，海外のガイドラインで最初の3時間以内に晶質液を最低30mL/kg投与することが推奨されています(SSCG2016 : Surviving Sepsis Campaign Guideline 2016).

4 温度（温める，冷やす）

- 急速輸液の重大な合併症の1つが低体温です．低体温は不整脈・心停止・凝固障害の原因となるため避けなくてはなりません．
- とくに赤血球製剤は2～6℃の低温で保存されています．通常の投与速度では加温する必要はありませんが，急速投与では加温が必要です．

赤血球輸血の加温の適応

① 100mL/分を超える急速輸血
② 30分以上にわたる50mL/分を超える成人の急速輸血
③ 人工心肺の復温期における輸血
④ 新生児の交換輸血
⑤ 15mL/kg/時を超える小児の輸血
⑥ 重症寒冷自己免疫性溶血性貧血患者への輸血

- 加温は輸液・輸血回路用の加温器を用います．
- 晶質液などの輸液製剤は，保温庫であらかじめ加温することも可能です．

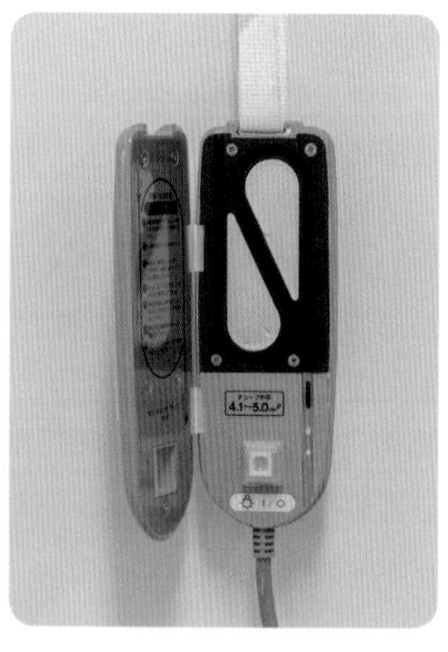

輸液・輸血用　加温器

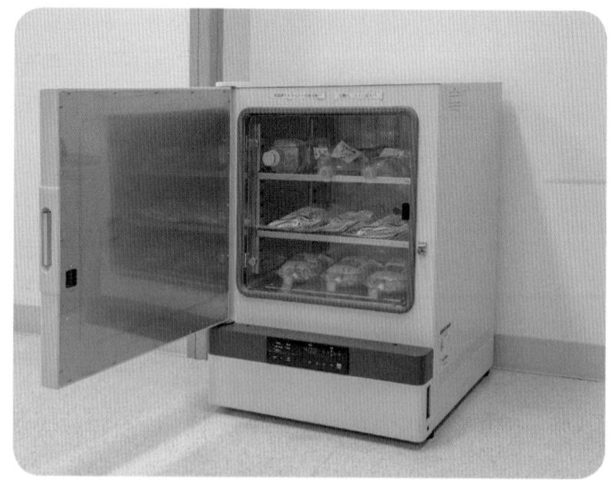

手術室の保温庫

- 加温の上限は，輸液は42℃まで（投与後の溶血性副作用のため），輸血は37℃まで（製剤のタンパク質変性・溶血防止のため）とされています．
- 体温維持のためには，ブランケットや温風式加温装置などで患者の体を温めることも有用です．
- 重度熱中症や心停止蘇生後の低体温療法では，体温を下げる目的で4℃前後に冷却した輸液を急速投与することがあります．

ワンポイント

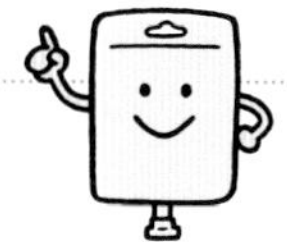

- 急速輸液では，低体温の予防が必要です．

Column　適応外の人に急速輸液をしてしまったらどうなるか？

急速輸液で通常用いられる細胞外液補充液は，糖が含まれておらず電解質濃度が血漿とほぼ等しい製剤です．そのため仮に間違えて急速投与してしまっても，ほとんどの場合は尿として排出されて大きな問題は起こりません．ただし，心臓・肺・腎臓に障害のある患者や高齢者・小柄な患者など水分負荷への予備能が低い場合は，心不全・肺水腫・脳浮腫などが起きてしまう可能性があります．

また急速投与してしまった輸液製剤の糖・電解質濃度によっては，高血糖・電解質異常・血管痛などが起こる可能性があります．

第4章 トラブルシューティング

ここからは，臨床場面で実際に発生したインシデント・アクシデント報告やヒヤリハット報告の内容をもとにして作成しています．ぜひ活用して下さい．

シーン1 輸液ポンプのルートセット間違え①

輸液ポンプ使用時にルートのセットを上下逆にしてしまった！　どうする？

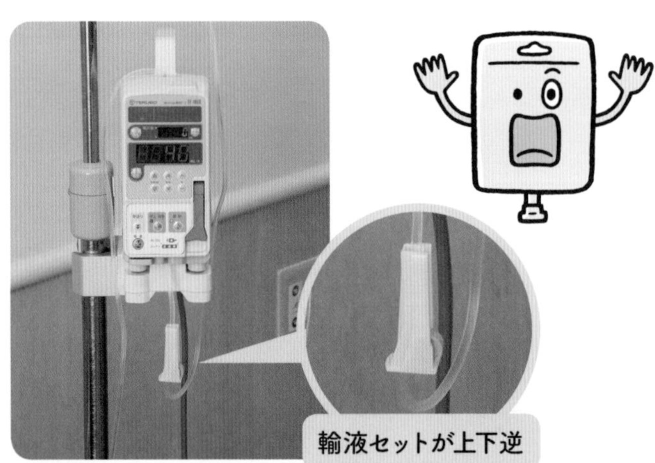

1 対処方法

①ただちに輸液ポンプを停止させます（逆流を止めます）．
②ルートのクレンメを閉じます（輸液ポンプ開放時の点滴の急速滴下を予防します）．
③ルートを輸液ポンプから外し，上下逆に（正しい方向に）セットし直します．

④点滴→輸液ポンプ→患者の順で，ルートの流れを確認します．
⑤輸液ポンプを閉じてルートのクレンメを開放します．
⑥輸液ポンプの開始ボタンを押します．

ここに注意！

①ルート内に血液が逆流している場合には，ルートを交換します．それは，ルート内で血栓を形成している可能性があるためです．そのまま輸液を開始すると，血栓が体内に流れ込んでしまうおそれがあります．
②患者が血液を見たことで不安になっている場合には，早急に対処し不安の軽減を図ります．

2 起こりうるシチュエーション

①輸液ポンプを使い始めるときや，輸液セットの交換時．
②急な指示で急いでセットする場合や，ナースコールなどが鳴り慌てていて開始前の確認を忘れた．
③夜勤時などルートが見えにくい環境．
④複数の点滴が実施されており，ルートが多くわかりにくい．

3 起こりうる問題

①輸液ポンプの稼動により，流れが通常と反対になるため患者の血液が逆流し，点滴バッグ内に溜まっていきます．いずれは点滴バッグ内の容量が満たされて，ルートに圧がかかり閉塞アラームが鳴ります．万が一点滴バッグからルートが外れてしまうと，アラームは鳴らず体内から血液が流出し続ける危険性もあります．
②予定されていた点滴が体内に投与されないので，治療が中断されてしまいます．水分や電解質の補正などが目的の場合には，それらが改善しないため状況によっては患者の状態が重篤化する可能性があります．
③輸液ポンプの流速によっては，ルート内に血液が滞り閉塞する可能性があります．その際には，ルートを刺し直す必要性もでてきます．

患者観察のポイント

①輸液投与目的，中断時間に応じて，バイタルサインなどを確認します．
②血液の流出がある場合には，意識レベル，バイタルサイン，失血量を確認し，必要に応じて医師に報告します．

シーン 2

輸液ポンプのルートセット間違え②

輸液ポンプ使用時にルートセットしたが，開始後確認するとクレンメが輸液ポンプより上に！　どうする？

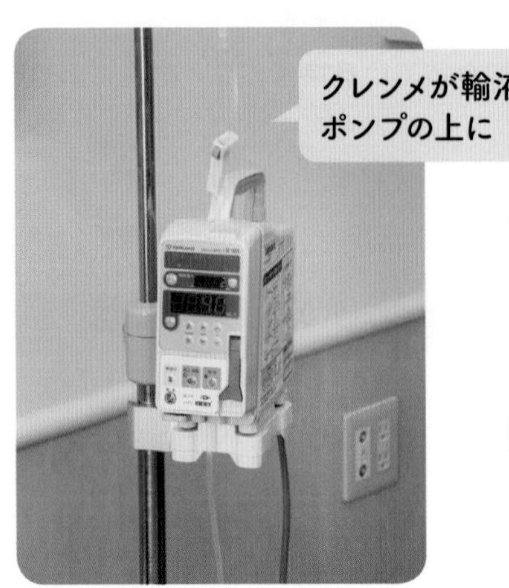

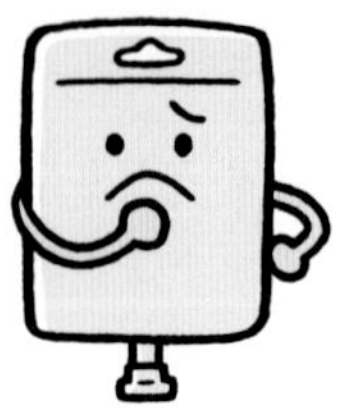

1 対処方法

①ただちに輸液ポンプを停止させます．

②クレンメが閉じていることを確認し輸液ポンプのカバーを開けます（クレンメが開放されていると，一気に大量の輸液が流れてしまいます）．

③輸液ルートが陰圧でつぶれていないか確認します（陰圧がかかっている状態だと，クレンメを開放すると一気に輸液が流れ込むリスクが高くなります）．

④陰圧がかかっている場合には，患者から一時的にルートの接続を外すかポンプのロック解除を行わずにクレンメをゆっくり開放します．

⑤ルート内が通常通りの圧で輸液が満たされている場合には，ルート接続部の三方活栓を閉じてからクレンメを開放し，ポンプの下側に来る位置に移動させます（三方活栓を閉じなければ，クレンメを移動させる際の開放で輸液が一気に流れてしまいます）．

⑥クレンメを閉じて，輸液ポンプにセットしカバーを閉じます．

⑦三方活栓とクレンメを開放し，輸液ポンプの開始ボタンを押します．

ここに注意！

①ポンプ内のロック機構は，ポンプによって違う場合があるため作動環境を正しく理解しておく必要があります．

②クレンメの位置を移動させるときに，三方活栓ではなくルートを折って輸液が流

れないようにする方法があります．しかし，何かのきっかけでゆるむ，または解除されるリスクがあります．その場合，輸液が一気に流れてしまうため，手間を惜しまず三方活栓で確実にルートをロックしましょう．

2 起こりうるシチュエーション

①輸液ポンプを使い始めるときや，輸液セットの交換時．
②急な指示で急いでセットする場合や，ナースコールなどが鳴り慌てていて開始前の確認を忘れた．
③開始直前にクレンメの開放操作を行っていなかった．

3 起こりうる問題

①輸液開始時のクレンメの開放忘れがあると，予定されていた点滴が体内に投与されません．水分や電解質の補正などが目的の場合には，それらが改善しないため状況によっては患者の状態が重篤化する可能性があります．
②クレンメが開放されていない場合，輸液ポンプの下側でクレンメが閉じていないと閉塞アラームが鳴らない場合があり発見が遅れてしまいます．
③輸液が開始され点滴を投与しているときのアラーム対処時に問題が発生します．輸液ポンプのカバーを開放しロックを解除した際に，一気に大量の輸液が流れてしまいます．
④輸液の中断時間が長ければ，血液が凝固してルートが閉塞する場合があります．

患者観察のポイント

①輸液投与目的，中断時間に応じて，バイタルサインなどを確認します．
②輸液の中断時間によっては，血液凝固によってルート閉塞している場合があるので，滴下状況と刺入部の確認を行います．

シーン 3

末梢ルートが閉塞？

末梢静脈ラインから抗菌薬を投与しようとしたが滴下できない！　どうする？

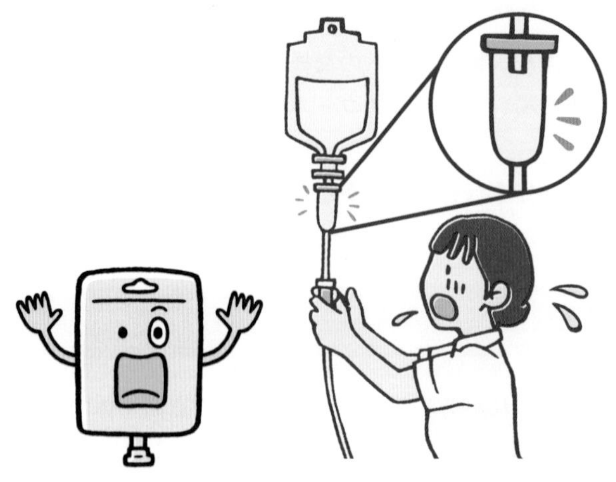

1 対処方法

①開始前に延長チューブ内に逆血や血栓形成がないかを確認します．

②注入時に抵抗を感じ閉塞が疑われたときは，一度シリンジで吸引してみます（吸引し血栓がある場合には，フラッシュせず延長チューブから吸引しきるようにします）．

③注入，吸引ができない場合には，ルート類が屈曲などで閉塞していないか確認し，ある場合には解除します（屈曲などの閉塞確認部位は，刺入部，延長チューブ，三方活栓のロックの向き）．

④③で解除されない場合には，血栓などによるルート閉塞が疑われるため，患者に状況を説明し末梢静脈ルートを抜針します．

⑤新たな末梢静脈ルートを確保し抗菌剤を投与します．

ここに注意！

①延長チューブ内に血栓を発見し，延長チューブを交換する場合には，針の誤抜去や感染のリスクになるため注意します．手技が困難な場合は，新たな末梢静脈ルートの確保も視野に入れて検討します．

②新たな末梢静脈ルートを同側に確保する際は，抜針部位の止血状況が不十分な場合出血の可能性があるため注意して観察します．

③抗菌薬終了後のヘパリン加生理食塩水フラッシュ，ロック時には，延長チューブ内の容量を確認し実施します．量が不足している場合には閉塞のリスクが高くなります．

2 起こりうるシチュエーション

①間欠投与後のヘパリン加生理食塩水フラッシュ，ロック操作が行われておらず閉塞している.
②刺入部の固定が適切に行われておらず屈曲していた.
③ルートの固定方法が適切に行われておらず屈曲していた.
④三方活栓の操作が正しく行われていなかった.
⑤末梢ルート挿入側の上肢で血圧測定を行い，加圧することで血液を逆流させてしまった.

3 起こりうる問題

①末梢静脈ラインが使用できず，投与予定の抗菌薬が投与できなくなってしまいます.
②末梢静脈ラインが使用できない場合，新たに確保する必要があり，患者への負担になります.
③ルート内に血栓が形成され，無理にヘパリン加生理食塩水などでフラッシュすると血栓閉塞になる可能性があります.

患者観察のポイント

①ヘパリン加生理食塩水フラッシュ時には，患者に疼痛などないか声かけし確認します.
②刺入部が関節に近い場合には，投与開始後に屈曲伸展による滴下速度の変化がないか確認します.

シーン 4

CVが閉塞？

CV カテーテル（ポート）に点滴を接続したが滴下されない！　どうする？

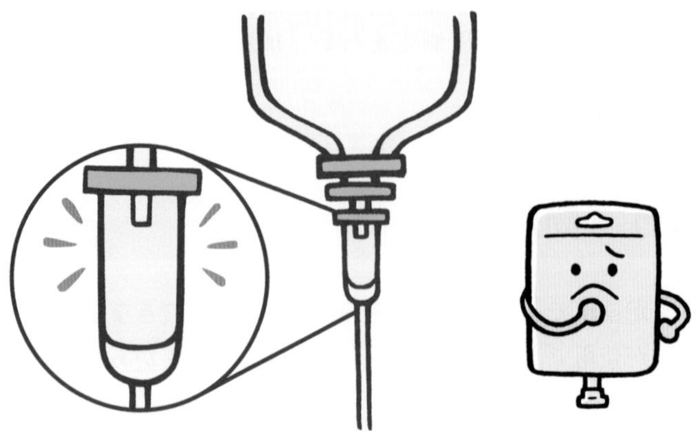

1 対処方法

①点滴を接続する前に，シリンジを使用し逆血の確認します．
②逆血確認時に血栓が吸引された場合には，完全に吸引します．
③逆血が確認され血栓も確認されなければ，ヘパリン加生理食塩水をフラッシュし抵抗がないか確認します．
④逆血の確認ができない場合や抵抗を感じる場合には，ルートの屈曲などがないか確認し，ある場合には解除します．
⑤④で解除されない場合には，血栓などによるルート閉塞が疑われるため，医師に報告します．
⑥新たなCVカテーテル（ポート）の確保が必要な場合には，物品の準備を行います．

ここに注意！

①CVルートがシングルではなくダブルやトリプルの場合にほかのルートに接続する場合がありますが，閉塞ルートを誤って使用しないように使用禁止などを明示します．
②屈曲などが原因で点滴が投与されていない場合，原因が解除されると急激に点滴が投与されることがあるのでクレンメなどを閉じて対処します（ポンプ類を使用している，使用薬剤が昇圧薬や鎮静薬などはとくに注意する）．
③持続投与の薬剤などを中止しルートを一時的にでも使用しなくなる場合には，ヘパリン加生理食塩水などで確実にフラッシュ，ロックしましょう．

2 起こりうるシチュエーション

①前回の点滴終了後にヘパリン加生理食塩水のフラッシュ，ロック操作が行われておらず閉塞していた．
②CV カテーテルの固定が適切に行われておらず屈曲していた．
③挿入部位近くの動きにより，ルートが屈曲していた．
④接続した点滴のクレンメが開放されていなかった．
⑤CV カテーテルと点滴の接続が適切にされていなかった．

3 起こりうる問題

①投与する予定の薬剤が投与できなくなってしまいます．
②CV カテーテル（ポート）を新たに確保する必要があり，患者に大きな侵襲を与えてしまいます．
③ルート内に血栓が形成され，無理にヘパリン加生理食塩水などでフラッシュすると血栓閉塞になる可能性があります．

患者観察のポイント

①点滴開始後，体動により滴下速度の変化がないかを確認します．
②ルート屈曲の原因となる体動がないか，患者の活動を確認します．

シーン5 開通忘れ

点滴開始後に輸液の開通忘れで上室に薬液が残っている！ どうする？

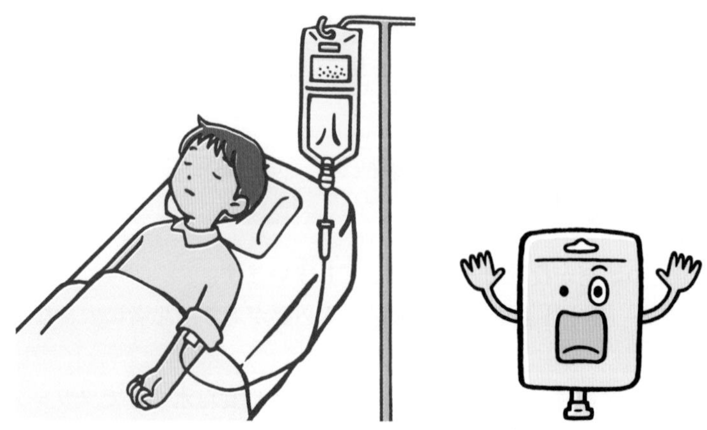

1 対処方法

①隔壁が開通されていないことを確認したら，ただちに薬液の投与を中止します．
②患者の自覚症状の有無を確認します（必要に応じて血糖測定やバイタルサイン測定も実施します）．
③患者の自覚症状の有無など患者状態を医師に報告します（医師から指示があった場合には，ただちに実施します）．
④点滴を再開する場合には，残りの上室と下室の薬液を混合せず新たな薬液を準備し隔壁を開通させ使用します．

ここに注意！

①薬液によって遮光カバーを使用することがありますが，点滴を確認しにくくなるので観察時には必ずカバーをめくって確認します．
②開通忘れに気がつき残りの薬液を混合させると，上室と下室の薬液比率が変わるため，薬液量は予定量となりますが薬液の濃度が違ってしまいます．濃度が変化すると不快症状の出現につながる可能性があるため，必ず新しい薬液を使用し投与します．

2 起こりうるシチュエーション

①点滴準備時に隔壁を開通し忘れた.
②点滴開始時に隔壁の開通を確認しなかった.
③点滴準備時に隔壁を開通させること（隔壁があること）を知らなかった.

3 起こりうる問題

①下室の薬液のみ投与してしまい，高血糖や電解質異常，悪心や嘔吐などの症状が生じてしまいます.
②下室の薬液がすべて投与され，点滴ルート内にエアーが入ってしまいます.
③予定されている薬液が投与されなくなってしまいます.

患者観察のポイント

①下室の薬液にもよりますが，高血糖症状，不整脈，悪心などの不快症状がないか確認します.
②自覚症状の出現には個人差があるため，開通忘れの発覚直後だけではなく継続して観察します.

シーン 6

患者間違え

**点滴滴下後にナースコールがあり，患者から名前が違うと指摘された！
どうする？**

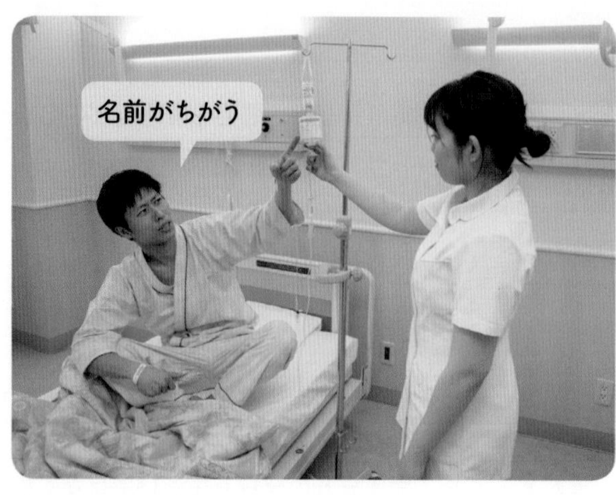

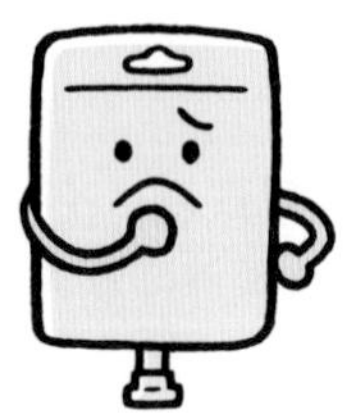

1 対処方法

①患者間違え発覚後，ただちに点滴を中断します．
②間違えて実施した薬剤の薬剤名，効果などを調べます．
③患者に自覚症状の有無を確認し，必要なときにはバイタルサインを測定します．
④医師に点滴間違えをしたことと患者の状態を報告し，対処方法を確認し実施します．
⑤患者に経緯を説明し謝罪します．

ここに注意！

①点滴の準備，実施時の確認作業を中断したときには，途中から再開せず初めからやり直して実施します．
②複数の点滴を実施する際に，1人目で間違っているのに気がつかず，そのまま2人目も間違う可能性があるため，毎回初めから確認作業を行います．
③確認時には，目視だけではなく指さし声出し確認を行います．

患者観察のポイント

①誤って投与した薬液の効果に合わせて患者状態を継続して観察します．
②誤って投与した薬液や組み合わせによって混濁や血管痛が起こることがあるため，使用したルート内，刺入部や血管などトラブルがないか観察します．

2 起こりうるシチュエーション

①点滴指示確認，準備時などに適切な手順がとられていなかった．
②複数の患者の点滴準備を，同じ看護師が同時にまとめて行っていた．
③点滴開始前に患者の名前確認を忘れた．
④複数の点滴を同じトレーで運んでしまった．
⑤点滴準備，開始時の作業が，ナースコール対応で中断されてしまった．
⑥病棟内に同姓同名の患者がいた．
⑦患者の認知レベルが低く，名前などを確認しても適切な返答がなかった．

3 起こりうる問題

①患者にとって不必要な薬液の投与となり，合併症などの症状が出現する可能性があります．
②患者に必要な薬液が投与されなくなってしまいます．
③薬液によっては，患者の状態が急変する可能性があります．
④患者に不信感を与えてしまい信頼関係が大きく崩れる可能性があります．

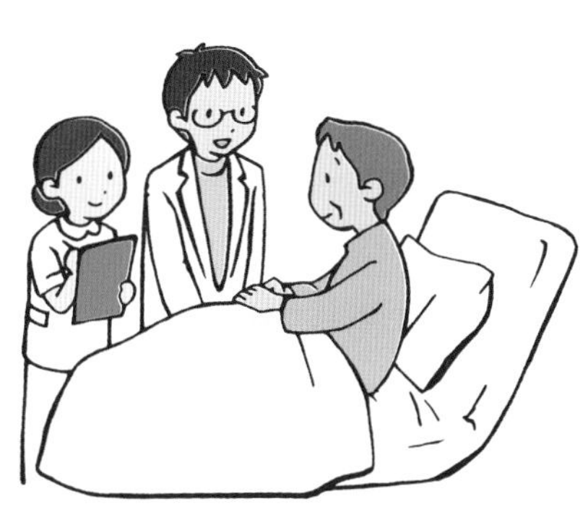

シーン
7
点滴ルート内が白濁

メインの点滴の側管から点滴を投与すると，ルート内が真っ白に！　どうする？

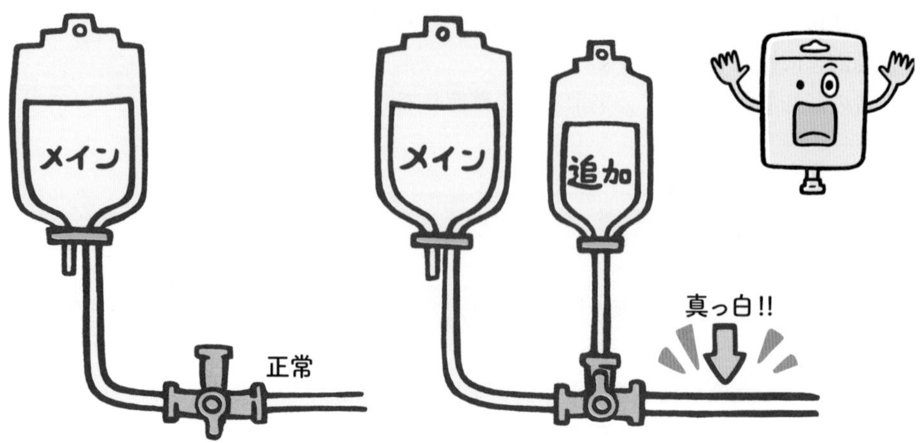

1 対処方法

①点滴の投与をただちに中断します．
②白濁の原因によっては，副作用が出現する可能性があるため，原因を確認します（添付文書の確認や薬剤師に報告し相談します）．
③患者には配合変化について説明し，不安軽減に努めます．
④白濁したルートは使用せず，新たなルートを接続し点滴投与の準備をします．
⑤配合変化が起こる組み合わせであれば，別ルートの使用，前後の生理食塩水のフラッシュを行い再度投与します．
⑥投与再開後，再度ルート内の白濁がないか確認します．

ここに注意！

①配合変化が起こった薬剤によっては，副作用の出現があるため，バイタルサインの測定などを行い，全身状態を観察します．
②同様の点滴指示が継続される場合，ほかのスタッフの実施時にも同様の配合変化が起こる可能性があるため，スタッフ間で情報の共有を行います．

患者観察のポイント

①副作用による症状の出現には個人差があるため，継続して症状を観察します．

②薬剤の効果が低下すると治療効果も低下し，患者の全身状態に影響する可能性があるため，必要な対処を早急に行います（昇圧薬などはとくに注意する）．

2 起こりうるシチュエーション

①点滴する薬液に合わせた適切なルートが選択されていなかった．

②酸性とアルカリ性のようにpHの異なる薬剤を同じルートから投与してしまった．

③点滴投与前後に生理食塩水などでルート内のフラッシュが行われていなかった．

④薬剤の溶解方法や希釈薬液の選択が適切でなかった．

⑤点滴の準備が清潔に行われずに，菌の増殖が起こった．

3 起こりうる問題

①使用する点滴ルートに薬剤が吸着することで，投与される薬剤量が減少し効果が低下します．

②配合変化により使用薬剤の効果が低下します．

③点滴ルートのフィルターが目詰まりしてしまいます．

④点滴ルートなどの交換が必要となり，薬剤投与の遅れや新たなルートを使用することでコストが無駄になります．

⑤患者からの不信感につながります．

シーン 8

点滴のチャンバーが空気だけ

点滴の滴下を開始したが，チャンバー内に液体がない！　どうする？

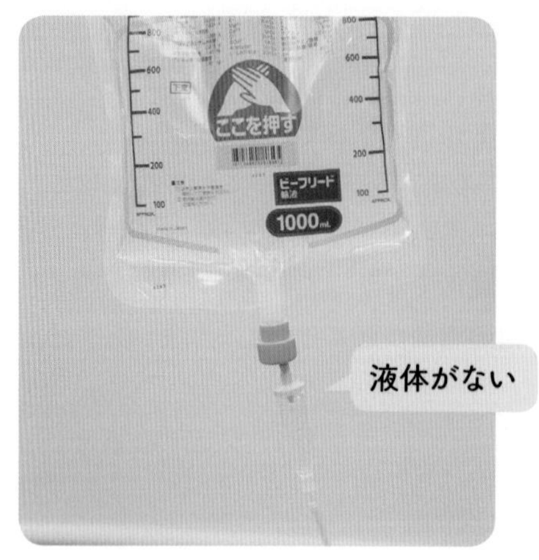

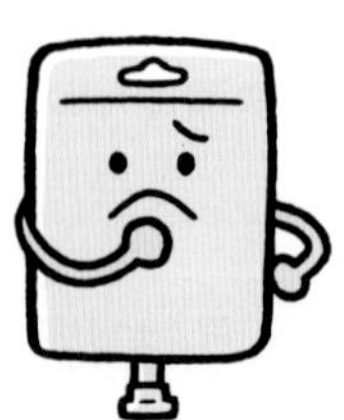

1 対処方法

①ただちにクレンメを閉じて滴下を中止します．

②チャンバーだけではなく点滴ルート内に薬液がない場合には，患者から接続を外しチャンバーとルート内を薬液で満たします（☞58〜59ページ）．

③点滴ルート内に薬液がある場合には，チャンバーを押し薬液を満たした後にルート内のエアーをチャンバー内，もしくはルートの先端に進めて抜きます．

④チャンバーに薬液が入り，エアーがルート内にないことを確認できたら，点滴投与を再開します．

ここに注意！

①チャンバー内に薬液を満たすときには，滴下確認がしやすい量の薬液を満たします．

②チャンバー内の薬液が少なすぎると，滴下中のチャンバーの傾きでルート内にエアーが入るため注意します．

2 起こりうるシチュエーション

①点滴に点滴ルートを接続した際に，チャンバー内に薬液を満たしていなかった．
②点滴に点滴ルートを接続した際に，ルート内に薬液を満たしたが，チャンバー内には満たしていないことに気がつかなかった．
③点滴に接続した点滴ルートの接続が不十分で根本まで入っていなかった．

3 起こりうる問題

①点滴投与を続けることで，体内に空気が入ってしまい空気塞栓の原因となります．
②患者に必要な薬液が投与されず治療効果が得られません．
③患者からの不信感につながります．

患者観察のポイント

①空気塞栓により末梢静脈ルート挿入部の静脈炎や疼痛の有無を確認します．
②大量の空気が体内に入った場合は，肺動脈の空気塞栓による呼吸困難が出現する可能性があるため呼吸状態を継続観察をします．また，脳内に入ることで意識障害や麻痺症状が出現する可能性もあるため，継続観察をします．
③症状に応じて画像診断を医師に提案し確認をします．

シーン 9

輸液ポンプ使用時の閉塞アラーム

輸液ポンプ使用時に閉塞アラームが鳴り，ルートを確認すると三活の向きが間違っていた！　どうする？

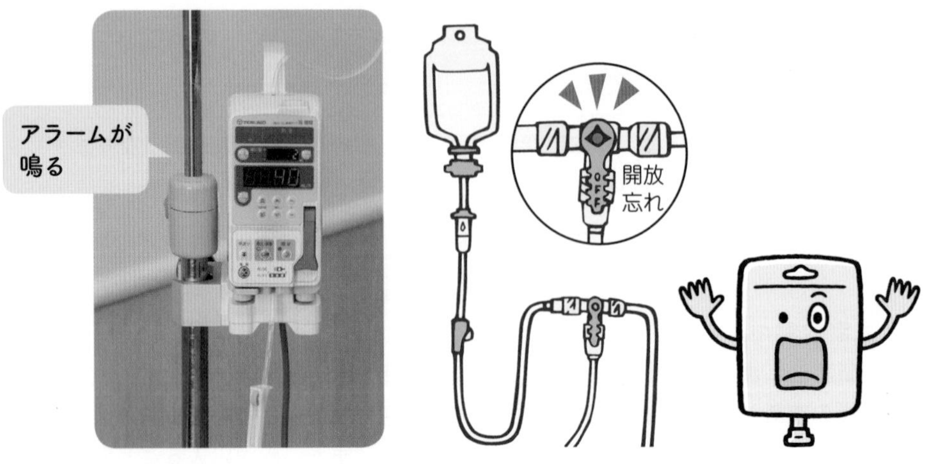

1 対処方法

①輸液ポンプのアラーム音を解除します．

②点滴から末梢静脈ルートの接続部まで確認し，閉塞アラームの原因を探します．

③閉塞部位が特定されたら，すぐに解除せず末梢静脈ルートとの接続を外してから解除します（閉塞アラームが鳴っている場合には，点滴ルートの閉塞によりルート内の圧が高くなっており，末梢静脈ルートに接続したまま解除すると薬液が急激に注入されてしまうため）．

④点滴ルート内の圧が正常化したのを確認したのち，再度末梢静脈ルートに接続します．

⑤点滴から末梢静脈ルートの接続部まで，閉塞の現認となる箇所がないかを確認し点滴を再開します．

ここに注意！

①末梢静脈ルートに接続したまま閉塞を解除すると点滴が急激に注入されるため，側管からほかの薬剤が投与されている場合にはとくに注意して操作します（昇圧薬は血圧の急激な上昇，降圧薬は血圧の急激な低下，鎮静薬は呼吸低下や血圧の急激な低下などの可能性）．

②末梢静脈ルートと接続を外す際には，薬液が飛び散り患者や寝具などの汚染につながるため，トレーの上などで実施します．

③点滴ルートの接続などを確認する際には，目視だけではなく指さしで確認し確認漏れがないように努める．
④閉塞アラームが鳴っても三方活栓の向きやクレンメに問題がない場合は，輸液ポンプ内でセットした点滴ルートがつぶれてしまい正しく作動していないことがあります．その際には，セットする部分を上下に移動させるか，新たな点滴ルートをセットし直します．

2 起こりうるシチュエーション

①点滴ルートの接続時に，三方活栓操作を行わなかった（間違えた）．
②点滴のメインルートの側管から点滴を接続し，三方活栓操作を間違えた．
③輸液ポンプ開始時に，点滴のクレンメを開放し忘れた．
④患者が三方活栓を誤って操作した．

3 起こりうる問題

①患者に必要な薬液が投与されず治療効果が得られません．
②点滴が流れないことで，末梢静脈ルートが閉塞してしまいます．
③就寝時間など，アラーム音により患者の休息時間を阻害してしまいます．

患者観察のポイント

①薬液が投与されず効果が得られないため，薬剤に合わせて全身状態を観察します．
②患者の認知状態や危険行動の有無を観察し，ルートを誤って触らないように説明します（必要に応じて点滴ルートの管理方法を検討します）．

シーン10 輸液ポンプ使用時にアラームが止まらない

輸液ポンプのアラームが鳴り確認したが，原因が特定できない！　どうする？

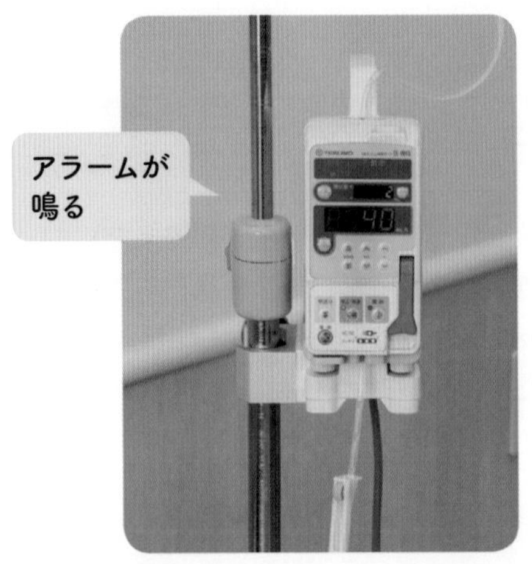

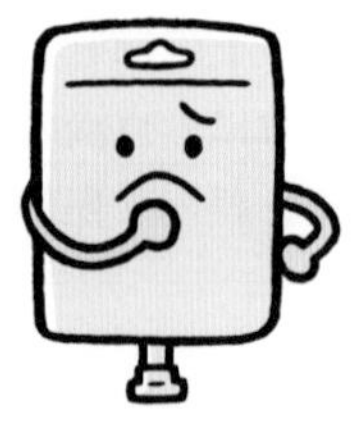

1 対処方法

①ディスプレイを確認し，警告ランプが点灯していないか確認します．

②停止ボタンを押し，アラームを止めます．

③アラームの原因となる，バッテリー警報，気泡混入警報，閉塞警報，ドア警報が起きていないか確認します．

④上記③を確認しても原因が特定されず，アラームが鳴り続ける場合には，点滴ルートのクレンメを閉じ，輸液ポンプの電源を切ります．

⑤メンテナンスが終了している輸液ポンプを新たに準備し，点滴ルートをセットし再開します．

⑥使用していた輸液ポンプは，現象を添付しメンテナンスに出します．

⑦新たな輸液ポンプの作動状況を確認します．

ここに注意！

①輸液ポンプを使用する際には，臨床工学技士などのメンテナンスが終了していることを確認し使用します．

②アラームの原因が特定されず，電源を入れ直してアラームが消えた場合でも，再度同様の現象が起こることが予測されることや正しく作動しない可能性もあるため，継続して使用しないようにします．

2 起こりうるシチュエーション

①輸液ポンプの電源を入れたとき.
②輸液ポンプの点滴ルートをセットし開始したとき.
③輸液ポンプの使用中に突然に.

3 起こりうる問題

①輸液ポンプが作動しないことで，患者に必要な薬液が投与されず治療効果が得られません.
②点滴が流れないことで，末梢静脈ルートが閉塞します.
③就寝時間など，アラーム音により患者の休息時間を阻害してしまいます.
④アラームが鳴りやまず，患者に不安を与えてしまいます.

患者観察のポイント

①薬液が投与されず効果が得られないため，薬剤に合わせて全身状態を観察します.
②アラームが鳴り続けることで，患者に輸液ポンプ使用への不安が出現することがあるため，不安の有無を確認し，新たなメンテナンスが終了している輸液ポンプを使用することを説明します.

シーン11

輸液ポンプ使用時の気泡アラーム

輸液ポンプの気泡アラームが鳴り，ルート内に大量のエアーが！ どうする？

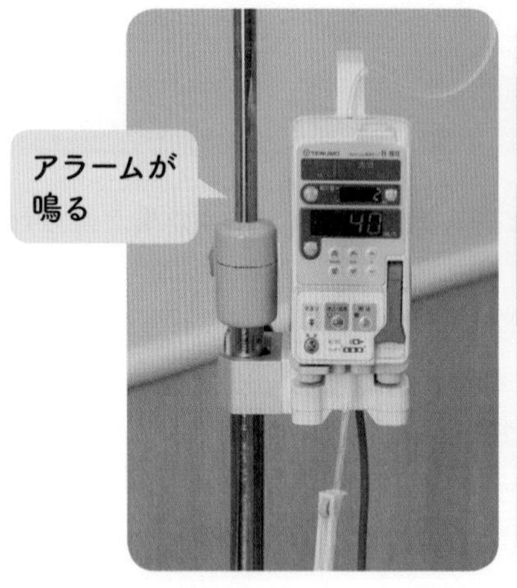

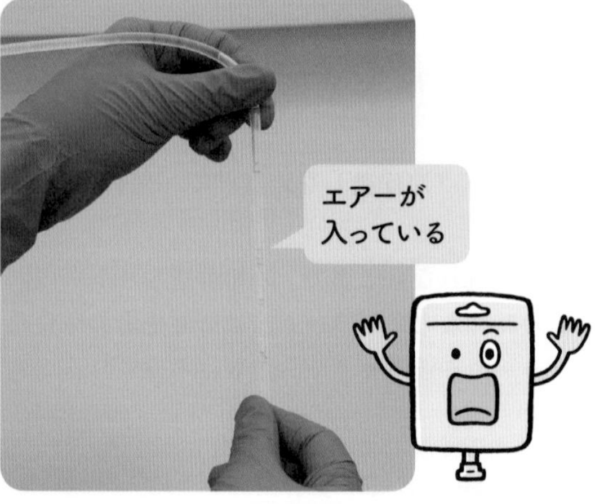

1 対処方法

①輸液ポンプの停止ボタンを押し，アラームを止めます.
②点滴ルートのクレンメを閉じてから，輸液ポンプのドアを開け気泡を確認します.
③気泡があった場合には，輸液ポンプのチューブクランプを解除し点滴ルートを外します.
④気泡が少量の場合には，点滴ルートを指で弾きながらチャンバー内に気泡を送ります.
⑤気泡が大量にある場合には，チャンバー側に点滴ルートを指に巻き付けながら気泡を送ります.

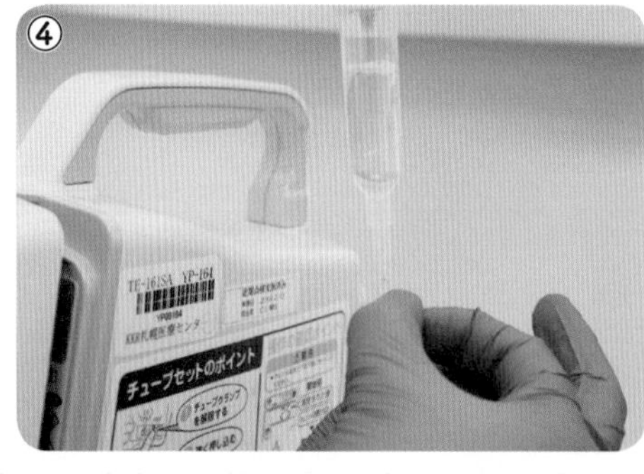

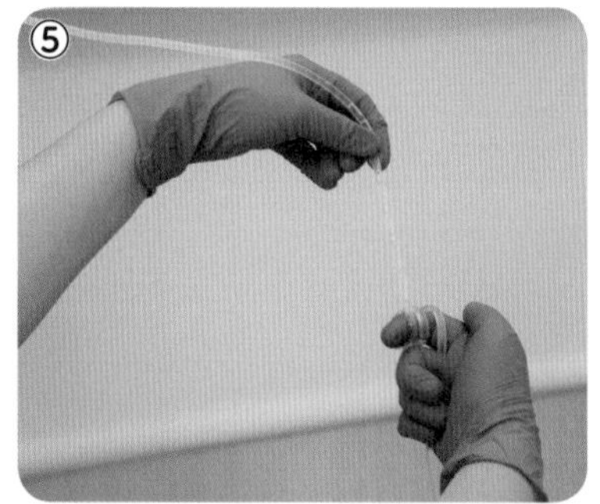

⑥気泡が患者との接続部位（三方活栓側）に近ければ，三方活栓の向きを患者側にオフにして接続のない部分から気泡を送り出します.
⑦気泡が入った原因が点滴ルートのたわみによるものであれば，薬液から輸液ポンプまでの点滴ルートの長さを調整してセットします.
⑧点滴ルート内の気泡がすべて除去されたことを確認し，輸液ポンプに点滴ルートをセットします.

⑨セットが終了したら，点滴ルートのクレンメや三方活栓の向きを確認し点滴を再開します．

ここに注意！

①気泡は高いほうに流れていくので，輸液ポンプの高さ調整に注意する．

②クレンメを開放して気泡を除去しようとすると，薬液の流れに乗って患者側に流れる可能性がありますので必らずクレンメを閉じます．

③気泡が発生しやすい薬液を投与する際には，定期的に気泡の有無を観察して除去します．

2 起こりうるシチュエーション

①点滴ルート内に薬液を満たす際に，気泡があることに気がつかず輸液ポンプにセットし開始してしまった．

②投与していた点滴がすべて投与されて空になった．

③点滴ルート内に少量ずつ溜まっていた気泡が，何かの刺激で上方に移動し集まってしまった．

④点滴ルートが正しくセットされていず，浮いてしまっていた．

⑤点滴から輸液ポンプまでのルートがたわんでしまってチャンバー内のエアーが流れてしまった．

3 起こりうる問題

①気泡アラームが鳴り輸液ポンプが停止することで患者に必要な薬液が投与されず治療効果が得られない．

②アラーム原因を早急に特定し対処されないことで，点滴が流れず末梢静脈ルートが閉塞する．

③原因対処時に，クレンメを閉じ忘れ輸液ポンプのチューブクランプを解除してしまい，大量のエアーが血管内に流れ込む．

④ルート内の気泡がすべて除去されないことで，再開後に繰り返し気泡アラームが鳴ってしまう．

患者観察のポイント

①患者に気泡が流れ込んでいないか，末梢静脈ルート挿入部の静脈炎や疼痛の有無を確認します．

②大量のエアーが体内に入った場合は，肺動脈の空気塞栓による呼吸困難が出現する可能性があるため呼吸状態を継続観察をします．また，脳内にエアーが入ることで意識障害や麻痺症状が出現する可能性もあるため，継続観察をします．

シーン12

輸液残量が予想外に多い

点滴の残量を確認したら，ポンプの積算量と大きく違っていた！　どうする？

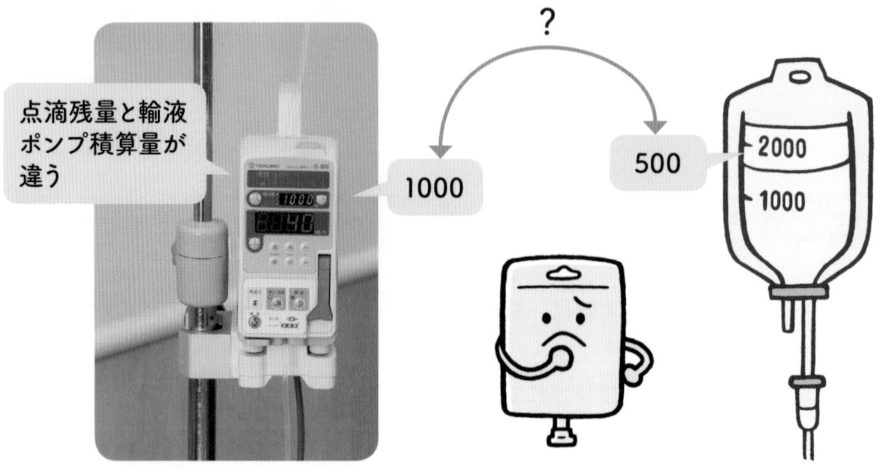

1 対処方法

①点滴の残量と輸液ポンプの積算量に違いがある場合には，点滴ルートの種類を確認します.

②点滴ルートが輸液ポンプ用のものでなければ，点滴を中断し点滴ルートを交換して再開します.

③積算量がリセットされていなかった場合には，発見時に積算量をリセットして，投与量計算し直します.

④上記に問題がない場合には，輸液ポンプの故障が考えられるため，メンテナンスが終了している新たな輸液ポンプと交換して再開します.

⑤滴下検知器使用タイプの場合には，装着方法が正しいか確認します.

ここに注意！

①輸液ポンプの積算量と点滴の残量の確認方法は，病棟で統一された方法で確実に実施します.

②実際の点滴残量が予定量より多く残っている場合は，点滴の流量に制限がない場合に限り点滴流量を新たに計算し直し，予定時間までに終了するようにします.

2 起こりうるシチュエーション

①点滴ルートが輸液ポンプ用のものではなかった.
②輸液ポンプの積算量が，定期的にリセットされていなかった.
③連結管で接続している（事前に混注している）点滴の残量を加え忘れていた.
④輸液ポンプが故障していた.
⑤滴下検知器が正しく装着されていなかった（滴下検知器使用ポンプの場合）.

3 起こりうる問題

①設定した流量で薬液を滴下できず，患者に必要な薬液が投与されないため治療効果が得られません.
②混注や連結した点滴量と合わせた薬液量で流量が計算されておらず，予定量の薬液が投与されません.
③INの量が違うことでIN-OUTバランスが正しく計算されません.

患者観察のポイント

①予定量の薬液が投与されず効果が得られないため，薬剤に合わせて全身状態を観察します.

シーン 13

輸液ポンプ使用時の確認もれ

輸液製剤Aと輸液製剤Bを切り替えて輸液ポンプをそのまま使用していた．Bに替えたときに流量の設定変更を忘れてしまった．投与速度が速すぎだ（遅すぎた）どうする？

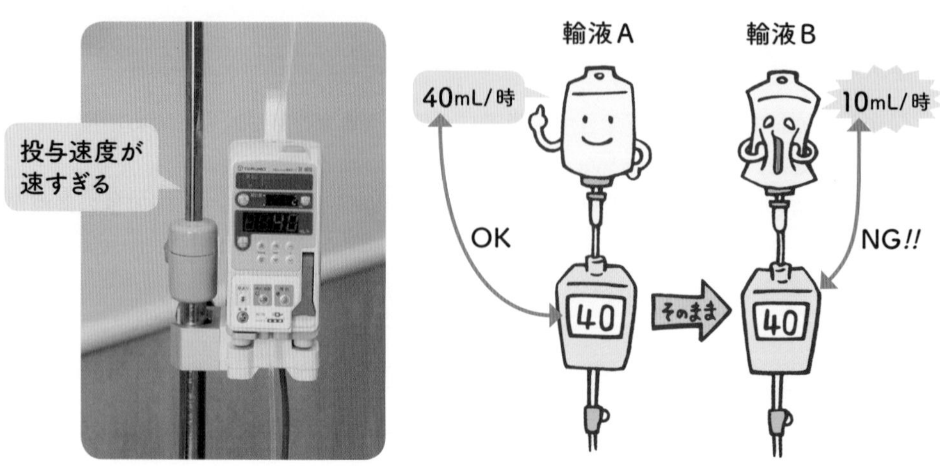

1 対処方法

①輸液ポンプを停止します．
②新たに投与する薬液の指示流量にセットし直します．
③輸液ポンプを再開します．

ここに注意！

①投与していた薬液の種類にもよるが，流量の違いにより全身状態に影響がないか確認します．
②薬液の残量によっては，指示流量では指示時間まで投与を継続できない場合があるため，必要に応じて医師に確認します．

2 起こりうるシチュエーション

①薬液の交換時に流量設定をし忘れた.

3 起こりうる問題

①流量が速いため，予定より早く点滴が終了してしまう（薬液の種類によっては，バイタルサインに変動をきたす可能性があります）.
②流量が遅いため，予定していた薬液量が投与されないため治療効果が得られません.

患者観察のポイント

①投与していた薬液の種類に応じて，バイタルサインなど全身状態を観察します.

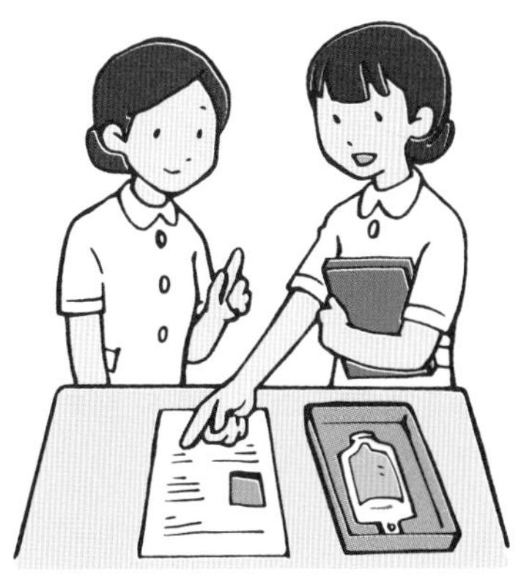

シーン
14
液面の上昇

点滴を 2 本同時投与していたら，片面の液面が上昇している！　どうする？

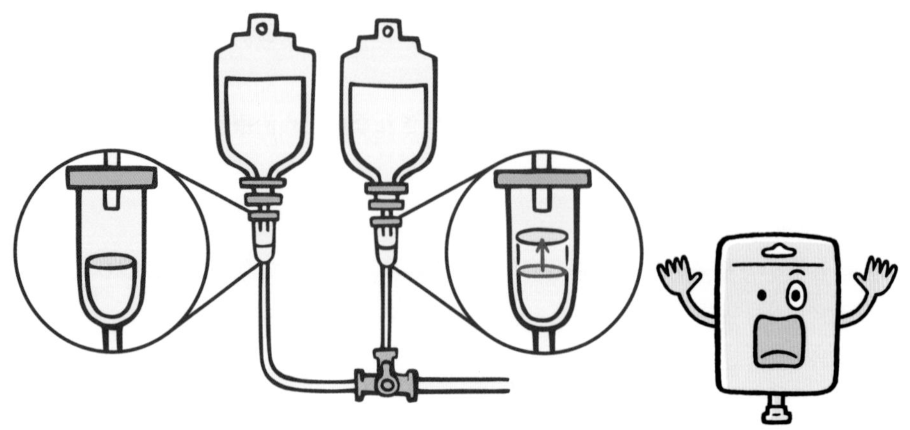

1 対処方法

①輸液ポンプでの投与を，停止ボタンを押して中断します．
②①の時点で側管の点滴が滴下されないか確認します．
③滴下されなければ，三方活栓の向きや末梢静脈ラインの屈曲や挿入部が圧迫されていないか確認します．
④③で問題があれば解除します．
⑤側管から投与している薬液のチャンバーの液面を確認します．
⑥チャンバーがすべて薬液で満たされている場合や滴下が確認しにくい状況であれば，チャンバーの薬液をパック内に戻します．
⑦輸液ポンプでの投与を再開し，側管の薬液のクレンメを調整して滴下を再開します．
⑧滴下状況を確認します．

ここに注意！

①末梢静脈ルート刺入部の腕の動きなどで点滴の滴下速度が変化しないか確認します．
②2本とも輸液ポンプを使用するときには，液面の上昇はないが閉塞アラームが鳴るため対応します．

2 起こりうるシチュエーション

①点滴を接続している三方活栓の向きを間違えた.
②末梢静脈ルートが閉塞した.
③上肢の動きなどで末梢静脈ルートの抵抗が増した.
④側管からの点滴のクレンメを開放しすぎた.
⑤側管から接続していた薬液が，点滴ポールから床に落ちた（低い位置になった）.

3 起こりうる問題

①薬液が別の薬液バッグに移動するだけで患者に投与されません.
②患者に必要な薬液が投与されないため，治療効果が得られません.
③薬液が投与されず，末梢静脈ラインが閉塞しています.
④逆流してきている薬液のパックが膨張し，点滴ルートが抜けてしまいます.
⑤④の状況では，輸液ポンプの流れに対して抵抗が増し，閉塞アラームが鳴ります.

患者観察のポイント

①投与していた薬液の種類に応じて，バイタルサインなど全身状態を観察します.

シーン15

CVの自己抜去

患者がCVカテーテルをもっていて完全に抜けている！　どうする？

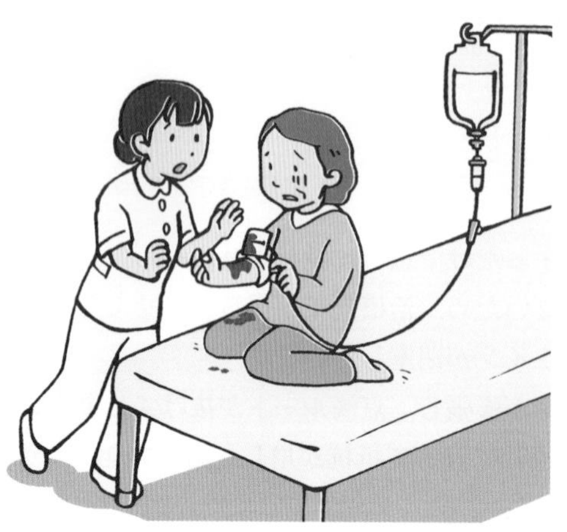

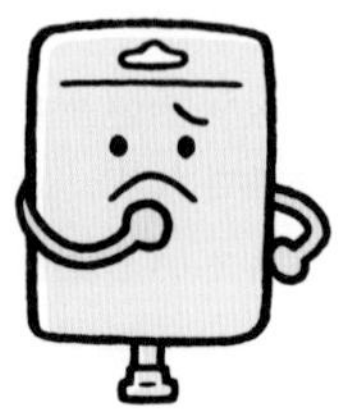

1　対処方法

①ただちにCVの抜去部位を圧迫します.
②抜去したカテーテルの先端を確認し，体内に残っている部分がないか確認します.
③全身状態を観察し，空気塞栓が起こっていないかアセスメントします.
④CVカテーテルに接続されていた薬液があり，引き続き持続投与が必要な場合は末梢静脈ルートに接続し直し投与を再開します.
⑤CVカテーテルの再挿入が必要な場合には，早急に再挿入の準備をします.

ここに注意！

①体位変換時などで患者のベッドサイドに行くときには，カテーテルの固定確認，ルートの整理など確実に実施します.
②投与中の薬液をCVカテーテルから末梢静脈ルートに変更するときには，末梢静脈ルートから投与可能な薬液かどうか確認して投与します.
③認知力の低下がある患者は，ハサミなどを使用してカテーテルを切ってしまうことがあるので，危険性あるものはベッド周囲に置かないようにする.

2 起こりうるシチュエーション

①CV カテーテルが何かに引っかかり圧力がかかった.
②CV カテーテルの固定が不十分だった.
③患者がせん妄状態（認知症など）で，自己抜去してしまった.
④CV カテーテルに点滴ルートを接続するときに引っ張ってしまった.

3 起こりうる問題

①CV カテーテル刺入部からの出血が起こる危険性があります.
②CV カテーテル刺入部から大気が入り込み空気塞栓が起こる危険性があります.
③CV カテーテル刺入部からの感染が起こる危険性があります.
④CV カテーテルの一部が残っていることで血流にのって心臓内への流入が起こる危険性があります.
⑤薬液が投与されないため治療効果が得られません.

患者観察のポイント

①空気塞栓にともなう，呼吸・循環の状態や意識レベルなどを継続して観察します.
②症状によっては，画像診断で対処方法を検討します.
③昇圧薬を投与していた場合には，バイタルサインが急激に変化する可能性があるため，予測性をもって全身状態を観察します.

索　引

和文索引

欧文索引

安心・安全 自信がもてる
輸液管理

2021年5月10日　発行

編著者 雀地洋平
発行者 小立健太
発行所 株式会社 南 江 堂
〒113-8410 東京都文京区本郷三丁目42番6号
☎(出版)03-3811-7189 (営業)03-3811-7239
ホームページ https://www.nankodo.co.jp/
印刷・製本 シナノ書籍印刷
組版 ビーコム

定価はカバーに表示してあります.
落丁・乱丁の場合はお取り替えいたします.
ご意見・お問い合わせはホームページまでお寄せください.

Printed and Bound in Japan
ISBN 978-4-524-24662-5